Isabell Weiß

Early Life Stress

Wie frühkindlicher Stress das Gehirn beeinflusst

University of Applied Sciences
APOLLON
University Press

Isabell Weiß

Early Life Stress

Wie frühkindlicher Stress das Gehirn beeinflusst

APOLLON SCHRIFTENREIHE ZUR GESUNDHEITSWIRTSCHAFT

University of Applied Sciences
APOLLON
University Press

1. Auflage 2021

Die in diesem Band verwendeten Personenbezeichnungen schließen ausdrücklich alle Geschlechtsidentitäten mit ein.

Projektmanagement und Lektorat: Elisabeth Drimmel, Bremen
Umschlaggestaltung, Layout, Satz: Ilka Lange, Hückelhoven
Coverfotos: © Susanne und Jonas Rübesam; © AdobeStock/ag visuell
Printed in Germany

Bibliografische Information der Deutschen Nationalbibliothek
Die Deutschen Nationalbibliothek verzeichnet diese Publikation in der Deutschen Nationalbibliografie. Detaillierte bibliografische Daten sind abrufbar unter: http://dnb.d-nb.de

ISBN: 978-3-943001-57-0

www.apollon-hochschulverlag.de

Inhalt

Vorwort

Untersuchungsgegenstand der Psychologie ist das Verhalten von Menschen, was dazu führt, dass sie in immer mehr Bereichen Anwendung findet. Durch die enormen Fortschritte der Neurowissenschaften, die einen großen Einfluss auf die psychologische Theoriebildung haben, wurde ihre Stellung als Naturwissenschaft in den letzten Jahren nochmals angehoben, was sich etwa in immer konkreteren Anwendungen widerspiegelt.

Die Absolventin der APOLLON Hochschule Isabell Weiß (B. Sc. Angewandte Psychologie) hat sich in ihrer Bachelorthesis in eindrucksvoller Weise der Schnittstelle zwischen Psychologie und Neurowissenschaften gewidmet. Sie legt eine interdisziplinäre Arbeit vor, die ganz im Sinne der angewandten Psychologie mit aus wissenschaftlicher Befundlage deduzierten und durchaus realisierbaren Ansätzen im Kontext der Lernpsychologie aufwartet. Gegenstand ihrer systematischen Literaturanalyse ist die Wirkung von frühkindlichen Stressoren auf neuroplastische Vorgänge im kindlichen Gehirn.

In der Analyse zeigt die Autorin, inwiefern sich prä-, peri- und postnatal erlebte Stressoren bis hin zum Alter von drei Jahren negativ auf die spätere Entwicklung auswirken können. Sie überprüft vor allem psychosoziale Stressoren innerhalb der Familie bzgl. ihres Einflusses auf die kindliche Nervennetzentwicklung und legt dar, wie diese mit den Mechanismen des Lernens in Verbindung stehen. Auf Grundlage ihrer Erkenntnisse entwickelt die Autorin als Handlungsempfehlung das Präventionsprogramm F O R M B A R, das durch die Darbietung förderlicher Umweltfaktoren im familiären sowie (vor-)schulischen Setting positive Lernerfahrungen für Kinder ermöglicht und Early Life Stress entgegenwirkt. Ziel des Programms ist nicht nur die Förderung einer gesunden Entwicklung von Kindern und die Reduzierung psychischer Auffälligkeiten, sondern vor allem eine dauerhafte Verbesserung der Lebensqualität von Kindern und Eltern.

Wie wichtig dies vor dem Hintergrund möglicher Folgeerkrankungen frühkindlichen Stresserlebens ist, verdeutlichen die Ausführungen von Isabell Weiß sehr überzeugend. Lesen Sie selbst!

Ihr

Prof. Dr. rer. nat. habil. Marc Schipper
APOLLON Hochschule der Gesundheitswirtschaft

Einleitung

Das Aufkommen von psychischen Erkrankungen in Deutschland bleibt nach epidemiologischen Daten beständig. Gleichzeitig rückt die Bedeutung der Prävalenz für die Gesellschaft stets stärker in den Vordergrund, da sich deren negative Folgeauswirkungen auf unterschiedliche Weise bemerkbar machen (vgl. RKI, 2015, S. 120). Darunter können hohe Kosten für das Gesundheitssystem und die Gesellschaft verstanden werden sowie massive Einschränkungen hinsichtlich der Lebensqualität Betroffener, die sich wiederum unmittelbar auf familiäre Beziehungen und im weiteren Sinne auf das soziale Umfeld auswirken können (vgl. Destatis, 2018a, S. 130 u. 153; Hahlweg, 2019, S. 513). Es wird vermutet, dass die Ursachen psychischer Erkrankungen bereits in der frühen Kindheit verwurzelt sind (vgl. Wettig, 2006, S. 2298; Kessler et al., 2005, S. 3 f.; Braun; Bock, 2003, S. 50). Kindheitstraumata werden häufig als Auslöser diskutiert (vgl. Kessler et al., 2010, S. 378). Aus dieser Perspektive betrachtet, scheint es sinnvoll, sich nicht ausschließlich der Symptomtherapie in der Adoleszenz und dem späteren Erwachsenenalter zuzuwenden, sondern ebenso eine frühzeitige Ursachenforschung für das Krankheitsaufkommen in der Kindheit vorzunehmen. Diesbezüglich geraten insbesondere psychische Auffälligkeiten in den Vordergrund, da diese in jungen Lebensjahren ein Hinweis auf ein erhöhtes Risiko sein können, im weiteren Zeitverlauf an einer psychischen Störung zu erkranken (vgl. Schmidt, 2004, S. 476). Rezenten Befunden aus dem Kinder- und Jugendgesundheitssurvey (KiGGS) des Robert Koch-Instituts kann entnommen werden, dass aktuell 18,3 % der Kinder im Alter von drei bis einschließlich elf Jahren von psychischen Auffälligkeiten betroffen sind. Dabei sind geschlechtsspezifische Unterschiede zu erkennen, wonach Mädchen mit 14,7 % seltener Symptome aufweisen als Jungen mit 21,8 % (vgl. Klipker et al., 2018, S. 39 f.; Destatis, 2018b, S. 32). Werden die Ergebnisse auf Daten der Bevölkerungszählung transferiert, liegt die Prävalenz der Altersgruppe bei etwa 18 %. Dies ergibt einen Zahlenwert von ca. 1,4 Millionen Kindern, die in der genannten Altersgruppe an psychischen Auffälligkeiten leiden. Trotz sinkender Tendenz im Vergleich zu den Daten der Ersterhebung 2006 (21 %) weist das Ergebnis auf die bleibende Notwendigkeit hin, der Entwicklung von Präventivinterventionen weiterhin nachzugehen, damit der abfallende Trend beständig bleibt (vgl. Klipker et al., 2018, S. 39 f.; Destatis, 2018b, S. 32).

Damit Präventionsmaßnahmen erfolgreich entwickelt und eingesetzt werden können, bedarf es zunächst der Aufdeckung jener Faktoren, die eine determinierende Rolle in der Entwicklung von psychischen Auffälligkeiten bzw. psychischen Störungen einnehmen. Empirische Arbeiten untersuchten diesbezüglich das Konstrukt *Stress* und konnten Zusammenhänge belegen (vgl. Overfeld et al., 2016, S. 30; Neises, 2001, S. 1090). Aufgrund jener Untersuchungen bildet Stress einen Themenschwerpunkt der vorliegenden Ausarbeitung, indem er als ein möglicher Prädiktor mit der Entstehung abnormaler kindlicher Verhaltensweisen in Verbindung gebracht wird. Aus den KiGGS-Daten geht weiterhin hervor, dass bei Kleinkindern bereits zwischen dem dritten und fünften Lebensjahr, mit durchschnittlich 20,9 %, eine hohe Symptomatik psychisch auffallender Verhaltensweisen zu erkennen ist (vgl. Klipker et al., 2018, S. 39). Dabei liegt die Vermutung nahe, dass frühzeitige Lebensereignisse, sogenannte *Early-Life-Stress-Erfahrungen*, an der Entwicklung von Auffälligkeiten beteiligt sein können. Die vorliegende Arbeit beschränkt den Fokus demnach auf psychosoziale Stressoren, die im prä-, peri- und postnatalen Entwicklungszeitraum des Kindes und darüber hinaus bis zum Alter von drei Jahren auftreten können, und analysiert deren Einfluss auf die spätere Entwicklung im Kindesalter. Empirisch liegen bereits Daten vor, die auf eine positive Korrelation zwischen Early Life Stress und der Entwicklung von psychischen Störungsbildern hinweisen (vgl. Heim; Binder, 2012, S. 102). Durch eine Analyse aus einer biopsychosozialen Perspektive können bedeutsame Erkenntnisse für die Entstehung stressinduzierter psychischer Auffälligkeiten hervorgehen.

Da psychische Auffälligkeiten häufig mit Lernstörungen einhergehen (vgl. Brunner et al., 2012, S. 615; Visser et al., 2019, S. 7) und diese im direkten Zusammenhang mit neuronalen Lernmechanismen stehen, geraten insbesondere neurobiologische Prozesse, im Speziellen die erfahrungsabhängige Neuroplastizität des Gehirns, in den Vordergrund (vgl. Teuchert-Noodt, 2016, S. 49 f.). Lernen und Entwicklung sind unmittelbar miteinander verbunden und für die Entfaltung von Kindern eine entscheidende Kombination, die durch Umwelterfahrungen geprägt wird (vgl. Teuchert-Noodt, 2016, S. 49 f.). In Hinblick auf die Thematik der vorliegenden Arbeit wird dieses Konstrukt als Ansatzpunkt für die Senkung von psychischen Auffälligkeiten vermutet.

Zusammenfassend richtet sich das Hauptaugenmerk der vorliegenden Untersuchung auf frühzeitig stressinduzierte Erfahrungen, die innerhalb des familiären Umfeldes auftreten und zu psychischen Auffälligkeiten führen können. Dabei stehen neuroplastische Mechanismen im Mittelpunkt, die mittels Lernvorgänge in Verbindung zu psychischen Auffälligkeiten gesetzt werden können.

Hinsichtlich genannter Aspekte ergibt sich folgende Fragestellung:

> **Welche Wirkung können Early-Life-Stress-Erfahrungen, begrenzt auf prä-, peri- und postnatale Erfahrungen bis hin zum Alter von drei Jahren, auf neuroplastische Prozesse im kindlichen Gehirn haben?**

Ziel der Arbeit ist es, eine Übersicht des Zusammenhangs frühzeitiger Stresserfahrungen und deren Folgen für die neuronalen Entwicklungen im kindlichen Gehirn zu erhalten, die womöglich das Aufkommen psychischer Auffälligkeiten im Alter von drei bis elf Jahren in den KiGGS-Studien erklären können. Dabei werden Geschlechtsunterschiede beachtet. Nachdem die Beantwortung der Fragestellung vorgenommen wurde, werden Handlungsempfehlungen in Form eines konkreten Vorschlags für ein Entwicklungsprogramm formuliert. Die Umsetzung dessen soll sowohl im familiären als auch im Umfeld von (Vor-)Schuleinrichtungen realisiert werden können. Es wird ein Rückgang der Verhaltensproblematik beabsichtigt, indem neuroplastische Mechanismen durch Umweltveränderungen positiv beeinflusst werden. In Verbindung damit kann die Senkung von Leidensdruck für Kinder und deren Familien stehen sowie eine Verbesserung der Lebensqualität erzielt werden. Dies ermöglicht eine optimale Basis für gesunde Entwicklungsprozesse, was sich ferner neben einen anhaltenden Rückgang psychischer Auffälligkeiten bei Kindern ebenso in der Senkung von psychischen Störungen im Erwachsenenalter niederschlagen kann – gefolgt von der Tatsache, dass die gesamtgesellschaftliche Belastung abnimmt.

Kapitel 1 stellt zunächst die Zielgruppe und deren Relevanz hinsichtlich der Problematik von psychischen Auffälligkeiten vor und beschreibt den Begriff *psychische Auffälligkeiten*, indem Abgrenzungen und Gemeinsamkeiten zu psychischen Störungen aufgegriffen werden. Hierdurch entsteht eine klare Einordnung des Begriffes für den weiteren Verlauf. Daraufhin werden Ergebnisse aus dem Gesundheitssurvey in Deutschland vorgestellt, die die Relevanz der Problemstellung aufzeigen. Zusätzlich wird anhand empirischer Erkenntnisse die Verbindung zum Themenfeld Stress begründet.

Zu Beginn der weiteren Ausführung werden in Kapitel 2 Definitionen des Begriffes *Stress* vorgestellt, um ein erstes Verständnis zu generieren. Im Anschluss wird die Verbindung zur Gesundheit näher erläutert, wodurch die Schnittstellen zu psychischen Erkrankungen deutlich werden. Daraufhin folgt ein kurzer Überblick biologischer und psychologischer Stresstheorien, wodurch sich das Vulnerabilitäts-Stress-Bewältigungsmodell als Basis für die vorliegende Arbeit anbietet. Schließlich wird der Inhalt auf die Zielgruppe übertragen und der Übergang zu Lernprozessen auf neuronaler Ebene begründet.

Kapitel 3 rückt neurobiologische Mechanismen in den Fokus, die in Verbindung mit Lernprozessen stehen. Eingangs wird ein Grundverständnis für Lern- und Gedächtnisvorgänge im Gehirn dargelegt, wodurch der Übergang zur erfahrungsgesteuerten Neuroplastizität hergestellt werden kann. Diese sind determinierend für die Effizienz von Lernvorgängen. Im Exkurs wird deren Wechselwirkung mit dem Hormonsystem beschrieben, wodurch die biologische Verbindung zur Stressthematik ersichtlich wird. Im Folgenden werden die Inhalte zielgruppenspezifisch dargestellt. Darauf aufbauend wird die Fragestellung in Kapitel 3.4 begründet und formuliert, welche im weiteren Verlauf durch eine systematische Literaturanalyse beantwortet werden soll.

In Kapitel 4 werden die Ergebnisse der Literaturanalyse vorgestellt. Daraufhin werden die Erkenntnisse zusammengefasst und die Ausgangsfrage beantwortet. Abschließend werden Handlungsempfehlungen vorgeschlagen, die insgesamt zur Senkung von psychischen Auffälligkeiten beitragen können.

Schließlich werden die Inhalte in Kapitel 5 diskutiert und auf mögliche Limitationen eingegangen. Nachfolgend werden zukünftige Forschungsmöglichkeiten benannt.

1 Psychische Auffälligkeiten bei Kindern

Kinder gelten als psychisch auffällig, wenn ihre Verhaltens- und Erlebensweisen weder den Normwerten von Gleichaltrigen noch den gesellschaftlichen Erwartungen entsprechen (vgl. Oerter; Montana, 2002, zit. n. Baumgarten et al., 2018, S. 60). Der Begriff *psychische Auffälligkeit* unterliegt keiner Diagnose, sondern kann als Vorbote verstanden werden, der auf eine Risikogruppe hinweist, die mit hoher Wahrscheinlichkeit eine psychische Störung entwickeln kann (vgl. RKI, 2008, S. 21 f.; Lüdeke, 2018, S. 13; Hofstra, 2000, S. 167). Das Robert Koch-Institut (RKI) hat mittels dreier Zeitverlaufsstudien ein Kinder- und Jugendgesundheitssurvey (KiGGS) in Deutschland durchgeführt, mit dem Ziel, mehr Einsicht über den Gesundheitszustand von Kindern und Jugendlichen zu erlangen (vgl. Mauz et al., 2017, S. 2 ff.). Dabei stellten auch psychische Auffälligkeiten und deren Einfluss auf die Lebensqualität einen Untersuchungsschwerpunkt dar (vgl. Baumgarten et al., 2018, S. 60). Die Erhebungsinstrumente zur Erfassung einer psychischen Auffälligkeit orientierten sich hierbei an den Kriterien psychischer Störungen, die im ICD 10 F Kapitel V festgehalten sind (vgl. Ravens-Sieberer et al., 2007, S. 874). Eingeschlossen werden die Problembereiche **Ängstlichkeit, Depressivität, aggressiv-dissoziales Verhalten** und **Peer-Probleme** (vgl. RKI, 2008, S. 21). Die Studie stellt eine wesentliche Grundlage der vorliegenden Untersuchung dar. Diesbezüglich kann abgeleitet werden, dass psychische Auffälligkeiten im weiteren Verlauf als abnormal ängstliches, depressives sowie aggressiv-dissoziales und konfliktbereites Verhalten verstanden werden können, ohne dass zwangsläufig ein klinischer Bezug vorliegt. Das Aufkommen bedeutet ein höheres Risiko für die Entwicklung einer psychischen Störung innerhalb dieser vier Problembereiche.

1.1 Prävalenz der Zielgruppe: KiGGS-Survey Deutschland

Für die vom RKI durchgeführte Langzeitstudie des Gesundheitssurveys wurden drei Zeitpunktmessungen vorgenommen, die mehr Aufschluss über die Gesundheit von Kindern und Jugendlichen geben sollen. Den Resultaten der randomisierten quer- und längsschnittkombinierten Studien können im Verlauf wie auch zwischen den Altersgruppen bedeutsame Erkenntnisse in Hinblick auf Kinder mit psychischen Auffälligkeiten entnommen werden (vgl. Baumgarten et al., 2018, S. 60 ff.).

Die Basiserhebung (2003–2006) ergab, dass 19,9 % der deutschen Kinder und Jugendlichen von psychischen Auffälligkeiten im Untersuchungszeitraum betroffen waren (vgl. Klipker et al., 2018, S. 39 f.). Die Teilnehmerzahl belief sich auf 14.477 Probanden. Mädchen (N = 7.100) waren mit 15,9 % geringfügiger betroffen als Jungen (N = 7.377) mit 23,6 %. Der Folgestudie KiGGS Welle 1 (2009–2011) kann entnommen werden, dass von den 19,9 % aus der ersten Untersuchung jedes zweite Kind weiterhin eine auffallende Symptomatik zeigte. Im Vergleich dazu wurde ersichtlich, dass von den rund 80 % der psychisch unauffälligen Kinder aus der Erststudie bei der Zweitstudie 12 % ebenfalls psychisch auffällig waren. Der Dritterhebung, KiGGS Welle 2 (2014–2017), kann insgesamt ein Rückgang der psychischen Auffälligkeiten auf 16,9 % entnommen werden. Von allen getesteten Mädchen zeigen 14,5 % psychische Auffälligkeiten, während Jungen mit 19,1 % betroffen sind. Familien mit niedrigem sozioökonomischem Status (SES) haben im Vergleich zu Familien mit mittlerem oder hohem Status häufiger Kinder, die psychisch auffällig sind. In dieser Gruppe ist jedes vierte Mädchen und jeder dritte Junge betroffen (vgl. Klipker et al., 2018, S. 39 f.).

Zusammenfassend kann den Daten der KiGGS-Studie entnommen werden, dass die Tendenz von psychischen Auffälligkeiten bei Kindern und Jugendlichen im o. g. Zeitverlauf von 19,9 % auf 16,9 % abnimmt. Die Prävalenz bei Mädchen ist niedriger, im Vergleich zu den Jungen konstanter und über den Zeitverlauf hinweg leicht abnehmend. Jungen sind insgesamt signifikant häufiger betroffen, wenngleich in Gegenüberstellung zu den Zeitverlaufsergebnissen der Mädchen eine stärker abfallende Tendenz erkannt werden kann. Durchschnittlich nähern sich die geschlechtsspezifischen Unterschiede ab dem 15. Lebensjahr an. Als riskanter Lebensabschnitt für die Entstehung einer Auffälligkeit zeigt sich bei Jungen die Altersspanne von drei bis elf Jahren und bei Mädchen zwischen 11 und 17 Jahren (vgl. Baumgarten et al., 2018, S. 61 f.). Der Geschlechtsunterschied sowie die Abgrenzung von Kinder- und Jugendzeit veranlassen an dieser Stelle dazu, für die vorliegende Arbeit eine Alterseingrenzung auf Kinder zwischen drei und elf Jahren vorzunehmen. Gleichzeitig werden hierdurch entwicklungsbedingten Veränderungen im Verhalten und den neurobiologischen Prozessen während der Pubertät Rechnung getragen.

In Deutschland leben nach aktuellen Messungen des statistischen Bundesamtes rund 13,5 Millionen Kinder und Jugendliche bis einschließlich 17 Jahren (vgl. Destatis, 2018b, S. 32). Werden die eben beschriebenen Daten auf die Altersgruppe der Drei- bis Elfjährigen übertragen, liegt bereits bei ca. 1,4 Millionen Kindern eine psychische Auffälligkeit vor. Die Prävalenzwerte erhöhen sich gegenüber den oben genannten Gesamtergebnissen geringfügig, bleiben dennoch in ihrer Tendenz vergleichbar mit den dargestellten Gesamtresultaten: Mädchen Basiserhebung: 16,8 %; Jungen Basiserhebung: 25,2 %; insgesamt: 21 %. Mädchen KiGGS II: 14,7 %; Jungen KiGGS II: 21,8 %, insgesamt: 18,3 % (vgl. Klipker et al., 2018, S. 39).

Anmerkung: Aus KiGGS I konnten keine Prävalenzwerte entnommen werden, wodurch eine lineare Darstellung des Verlaufes nicht möglich ist. Deshalb wird im Anschluss eine grafische Gegenüberstellung der Ergebnisse aus der Basiserhebung und KiGGS II vorgenommen.

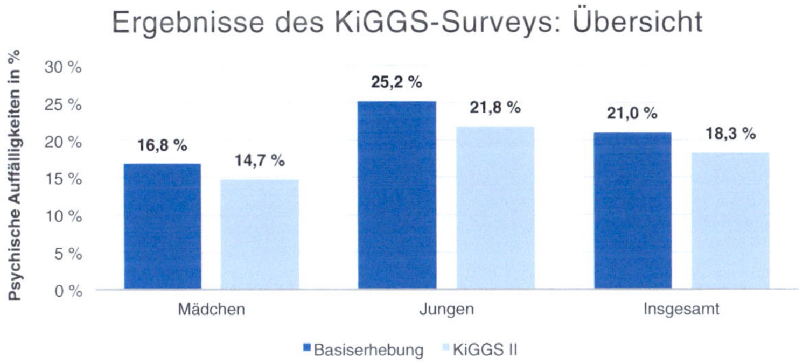

Abb. 1.1: Prävalenz psychischer Auffälligkeiten (vgl. Klipker et al., 2018, S. 39 f.)

1.2 Relevanz von Präventionsmaßnahmen

Es ist denkbar, dass gesundheitspolitische Interventionen einen Rückgang psychischer Auffälligkeiten bewirkt haben. Dazu zählen u. a. eine verbesserte vertragsärztliche Versorgungslage, die Einführung zusätzlicher Früherkennungsuntersuchungen und ein erhöhtes Angebot außerfamiliärer Betreuungsangebote sowie dessen Inanspruchnahme (vgl. GBE, 2019; MMW, 2010, S. 9; Destatis, 2016, S. 5). Dennoch weist die bleibende Prävalenzhöhe der Zielgruppe darauf hin, dass der rückgängige Trend weiterhin verfolgt werden sollte. Begründen lässt sich dies vor allem durch die eingeschränkte Lebensqualität, die Kinder mit psychischen Auffälligkeiten erfahren (vgl. Barkmann, 2003, zit. n. De Vries et al., 2017, S. 107; Dippelhofer et al., 2008, S. 608). Der Leidensdruck kann mit weiteren Schwierigkeiten einhergehen. Diesbezüglich können sich u. a. soziale Kontakte mühsam gestalten oder (Lern-)Störungen einstellen, deren Auswirkungen sich sukzessiv bis ins spätere Berufsleben erstrecken können (vgl. Barkmann, 2003, zit. n. De Vries et al., 2017, S. 107; Dippelhofer et al., 2008, S. 608). Das beschriebene Risiko, dass eine psychische Auffälligkeit in eine Störung übergehen kann, ist ebenso ein Indiz dafür, dass die frühzeitige Auseinandersetzung mit der Thematik relevant ist. Nicht zuletzt entstehen aufgrund der genannten Aspekte hohe Folgekosten, die von der Gesellschaft getragen werden müssen (vgl. Ewest, 2013, S. 48). Die geschilderten Gegebenheiten weisen auf die Notwendigkeit weiterer Präventionsmaßnahmen hin, die eine Senkung psychischer Auffälligkeiten beabsichtigen. Damit diese sinnvoll entwickelt werden und Erfolg in der Anwendung verzeichnen, müssen zunächst Schlüsselfaktoren und deren mögliche Auswirkungen auf die Entstehung einer psychischen Auffälligkeit in der Kindheit identifiziert werden.

1.3 Schlüsselfaktor psychischer Auffälligkeiten

Stress ist ein möglicher Schlüsselfaktor, der das Aufkommen von psychischen Auffälligkeiten bedingen kann (vgl. Dippelhofer et al., 2008, S. 619; Vöhringer, 2013, S. 18). Dies geht u. a. aus den Daten der KiGGS-Studien hervor. Da die Auswahl der vorliegenden Zielgruppe auf den KiGGS-Ergebnissen beruht, ist es sinnvoll, Stress als Einflussfaktor näher zu analysieren. Da Erkenntnisse zur Entstehung von psychischen Auffälligkeiten rudimentär sind, orientiert sich der weitere Inhalt bedarfsweise ebenso an der Entstehung psychischer Störungen (vgl. Barkmann; Schulte-Markwort, 2007, S. 906). Davon ausgehend, dass psychische Auffälligkeiten ein Vorbote für psychische Störungen sind und demnach möglicherweise ähnliche Faktoren sowohl Auffälligkeiten als auch klinische Erkrankungen bedingen, sind der Einbezug und die Orientierung einer klinischen Ursachenforschung legitim und zugleich sinnvoll. Bezüglich der Fragestellung wird durch die beidseitige Berücksichtigung eine umfassende Bearbeitung der Thematik gewährleistet. Das Auftreten psychischer Erkrankungen wird empirisch gleichermaßen mit dem Schlüsselfaktor Stress in Verbindung gebracht (vgl. Entringer; Heim, 2016, S. 34; Overfeld et al., 2016, S. 30; Neises, 2001, S. 1090). Spezifischer lassen sich in den vier vorher beschriebenen Problembereichen (Ängstlichkeit, Depressivität, aggressiv-dissoziales Verhalten und Peer-Probleme) stressinduzierte Zusammenhänge erkennen:

- **Ängstlichkeit** bzw. Angststörungen können entstehen, wenn sich Menschen einer Herausforderung nicht gewachsen fühlen und sie als Bedrohung (Stress) wahrnehmen (vgl. Becker, 2019, S. 90).

- **Depressives Verhalten** kann diesbezüglich positiv mit Stresserfahrungen in der frühen Kindheit korrelieren (vgl. Heim et al., 2003, S. 18).
- **Aggressiv-dissoziales Verhalten** kann aufgrund von Spannungen (Stress) in der Familie auftreten (vgl. Dlubis-Mertens, 2002, S. 315).
- Ebenso kann die Zurückweisung des Kindes durch die Eltern eine Stresserfahrung sein, die zu späteren **Peer-Problemen** führt (vgl. Siegler et al., 2016, S. 510).

Die Argumentationskette in Hinblick auf die Verbindung des Konstruktes Stress mit der Zielgruppe ist schlüssig, wodurch sich Stress als Untersuchungsgegenstand begründet und im folgenden Kapitel näher erläutert wird.

2 Was bedeutet Stress?

In der Literatur findet sich eine Vielzahl von Stressdefinitionen, deren Darstellung an dieser Stelle zu umfassend wäre. Zum Einstieg in die Thematik dienen drei Definitionen, die einen prägnanten Überblick geben und den biopsychosozialen Rahmen der vorliegenden Arbeit ausreichend abdecken:

> „Stress is internal or external influences that disrupt an individual's normal state of wellbeing. These influences are capable of affecting health by causing emotional distress and leading to a variety of physiological changes. These changes include increased heart rate, elevated blood pressure, and a dramatic rise in hormone levels." (Middlebrooks; Audage, 2008, S. 3).

> „In a changing social and physical environment, the brain and body respond physiologically and behaviorally in order to adapt. (...) the same mediators have biphasic effects and can also promote pathophysiology." (McEwen, 2017, S. 2).

> „Stress entsteht, wenn eine Person eine Situation oder ein Ereignis als herausfordernd, bedrohend oder schädigend einschätzt und die durch innere oder äußere Bedingungen gestellten Anforderungen als die eigenen Ressourcen beanspruchend oder übersteigend wahrnimmt." (Lazarus; Folkmann, 1984, zit. n. Milek; Bodenmann, 2019, S. 558).

Den Definitionen zufolge stellt Stress eine von umweltinduzierten Reizen bedingte Anforderung an eine Person dar, die mittels Aktivierung von psychischen und physiologischen Systemen bewältigt werden kann. Die Intensität der Anforderung hängt zum einen von den wechselnden äußeren Umweltbedingungen ab und zum anderen von den individuellen inneren Zuständen einer Person. Beide Einflussfaktoren erweisen sich als entscheidend für das Wohlbefinden bzw. die Gesundheit, da aus deren Zusammenspiel hervorgeht, ob die vorliegende Situation bewältigt werden kann. Je nach Erfolg oder Misserfolg kann sich dies bipolar auf die Gesundheit von Personen auswirken. Eine bleibende Stressbelastung kann beispielsweise zur fortwährenden Aktivität des Hormonsystems führen, wodurch ein Überschuss entsteht, der zu Erkrankungen führen kann. Eine genauere Erklärung zum Gesundheitsbezug und der Schnittstelle zu Erkrankungen wird im folgenden Abschnitt vorgenommen.

2.1 Stress und Gesundheit

Die weitere Darstellung bezieht sich auf grundlegende Begrifflichkeiten im Kontext der Stressforschung. Dabei handelt es sich um Qualitäts- und Zeitkomponenten von Stresserfahrungen sowie die Bedeutung der individuellen Wertung einer Person in Hinblick auf bestehende Belastungen. Es soll ein besseres Verständnis dafür geschaffen werden, wann Stress gesundheitsförderlich bzw. sogar notwendig ist und wann er der Gesundheit schadet und u. a. zur Entwicklung von psychischen Auffälligkeiten bzw. Störungen beitragen kann.

2.1.1 Eustress und Disstress

Hans Selye gilt als Pionier der Stressforschung, von dem u. a. die Begriffe *Eustress* und *Disstress* generiert wurden (vgl. Krohne, 2017, S. 9; Struhs-Wehr, 2017, S. 32 f.). Eustress bezieht sich auf positiv wahrgenommene Stresserfahrungen, die vorliegen, wenn die Situation nicht als Anforderung, sondern als Herausforderung erfahren wird und u. a. physiologische Mechanismen einer Person zur Bewältigung dieses Umstandes beitragen (vgl. Kaluza, 2018, S. 30; Zimbardo; Gerrig, 2007, S. 485). Dabei kann u. a. an Anpassungen der Herz- und Muskeltätigkeiten gedacht werden, die leistungssteigernd wirken. Wesentlich dabei ist, dass die Aktivierung kurzzeitig ist und von Entspannungsmomenten abgelöst wird (vgl. Kaluza, 2018, S. 30; Zimbardo; Gerrig, 2007, S. 485). Mihály Csíkszentmihàlyi spricht auf Verhaltensebene von einem Flow-Erlebnis (vgl. Hönig, 2016, S. 65). Die Stresserfahrung bewertet der Wissenschaftler positiv, wenn eine Person widerstandslos und mit hoher Aufmerksamkeit die Bewältigung einer Herausforderung meistert. Voraussetzung hierfür ist, dass ein Gleichgewicht zwischen der Umweltanforderung und den eigenen Fähigkeiten vorliegt (vgl. Hönig, 2016, S. 65).

Dem Eustress gegenüber steht der sogenannte Disstress. Hierbei handelt es sich um eine anhaltend negative Belastung, die der Gesundheit schaden kann (vgl. Struhs-Wehr, 2017, S. 32 f.; Zimbardo; Gerrig, 2007, S. 485). Disstress wird hervorgerufen, wenn sich Personen durch bestimmte Umweltreize in einem dauerhaft stressinduzierten Aktivitätszustand befinden, den sie nicht als Herausforderung, sondern als Anforderung erfahren und nicht überwinden können. Disstress kann Gesundheitsschädigungen hervorrufen (vgl. Struhs-Wehr, 2017, S. 32 f.; Zimbardo; Gerrig, 2007, S. 485).

Neben der jeweiligen Qualität des Stresses kann ebenso die Einhaltung von Entspannungsphasen ausschlaggebend sein, um die Gesamtauswirkung der Anforderung auf die Gesundheit einschätzen zu können. Dadurch gerät eine zeitbezogene Komponente in den Fokus, also, ob es sich um akuten oder chronischen Stress handelt.

2.1.2 Akuter und chronischer Stress

Bei akutem Stress kann von einem vorübergehenden Erregungszustand ausgegangen werden, der für gewöhnlich keine schädlichen Folgen für den Organismus mit sich bringt (vgl. Zimbardo; Gerrig, 2007, S. 485). Darunter wird beispielsweise die zeitlich gesteigerte Durchblutung des Gehirns verstanden, die dazu beiträgt, Informationen aus der Umwelt schneller aufnehmen zu können und passend darauf zu reagieren (vgl. Kaluza, 2018, S. 19). Besteht im Gegensatz dazu eine länger andauernde Auseinandersetzung mit einer Stresssituation, die keine bzw. ungenügend lange Erholungsphasen ermöglicht, kann sich dies als chronische Belastung entpuppen. Diese kann gesundheitsschädigend sein, da die Anforderung nicht überwunden werden kann (vgl. Kaluza, 2018, S. 31). Chronischer Stress geht mit körperlichen Krankheitsfolgen einher und kann u. a. zur Schädigung von Gehirn, Herz, Kreislauf und Sinnesorganen führen. Auf psychologischer Ebene wird ein Ressourcenmangel beschrieben, der sich in Vergesslichkeit und Denkblockaden bzw. Konzentrationsschwierigkeiten niederschlagen kann (vgl. Struhs-Wehr, 2017, S. 34 f.).

Nachdem Qualitäts- und Zeitkomponenten erläutert wurden, bleibt die Frage, welche Umweltreize eine Stressreaktion auslösen und wann diese als positiv oder negativ erfahren werden.

2.1.3 Stressoren: Individuelle Stressverursacher

Umweltreize, die das psychische und physische Gleichgewicht des Organismus stören und eine Stressreaktion verursachen, werden als Stressoren bezeichnet (vgl. Kaluza, 2018, S. 36). Dies können Personen, Situationen und dergleichen sein (vgl. Zimbardo; Gerrig, 2007, S. 468 ff.). Gert Kaluza und Claus Vögele (1999) beschreiben diesbezüglich **fünf** Stressoren-Eigenschaften, die nach empirischen Erkenntnissen determinierend dafür sind, ob eine gesundheitsschädigende Wirkung eintritt (vgl. Struhs-Wehr, 2017, S. 39):

(1) Intensität und Dauer

(2) verhaltensmäßige Kontrollierbarkeit

(3) Vorhersagbarkeit

(4) Transparenz der Situation

(5) persönliche Valenz

Dabei kann nicht davon ausgegangen werden, dass die Ausprägung der Eigenschaften für jede Person gleich ist und mit demselben Erregungsresultat einhergeht. Stressoren und deren Einfluss auf die Interaktion zwischen Person und Umwelt durchlaufen meist eine individuelle Bewertung, die ausschlaggebend dafür ist, ob die vorliegende Belastung bewältigt wird. Diese Einschätzung kann u. a. motivabhängig sein (vgl. Kaluza, 2018, S. 37).

Stressoren können in verschiedene Kategorien unterteilt werden: Die eben erwähnte individuelle Wertung kann als persönlicher Stressor verstanden werden, da eigene Vorstellungen oder Glaubensvorsätze für den Erregungszustand und dessen Bewältigung verantwortlich sind (vgl. Struhs-Wehr, 2017, S. 40 f.). Weitergehend bestehen organisationale Stressoren, die im Rahmen des Arbeitsumfeldes oder der Schule durch u. a. hohen Zeitdruck erfahren werden. Psychosoziale Stressoren beziehen sich auf den Umgang mit Menschen im alltäglichen Leben. Dazu zählen kritische Lebensereignisse, die beispielsweise mit Tod und Geburt in Verbindung stehen, oder alltägliche Anforderungen, die sich u. a. in Familie und Freizeit entwickeln. Schließlich können psychosoziale Belastungen als Konflikte, fehlende Wertschätzung und erlebte Zurückweisung definiert werden (vgl. Struhs-Wehr, 2017, S. 40 f.; Kaluza, 2018, S. 43). Die genannten Kategorien sind rudimentär, dennoch auf weitere Inhalte der Ausarbeitung abgestimmt und ausreichend.

Insgesamt kann erkannt werden, dass Stress zunächst eine positive Rolle einnimmt, indem er als Energielieferant dazu befähigt, dass sich der Mensch an die Umwelt anpassen kann und überlebensnotwendige physiologische Prozesse instandgehalten werden. Die Schnittstelle zur gesundheitsschädigenden Wirkung ist im Allgemeinen von Stressoren und deren Eigenschaften sowie individuellen Gegebenheiten und dem Setting abhängig. Nachdem das Interesse der vorliegenden Arbeit auf der stressbedingten Entstehung von psychischen Auffälligkeiten liegt, wird im Weiteren zunächst vermehrt auf den Einfluss von Disstress und chronischen Belastungen eingegangen. Dies wird in der Darstellung der folgenden Stresstheorien berücksichtigt, die die Entstehung von Krankheitsbildern erläutern.

2.2 Stresstheorien und -modelle

Anhand theoretischer Auffassungen kann die Wirkung von Stress aus unterschiedlichen Perspektiven erklärt werden, wobei der Fokus der vorliegenden Untersuchung auf der Entwicklung von Gesundheitsschädigungen nach einer Belastung liegt.

Das allgemeine Anpassungssyndrom

Das *allgemeine Anpassungssyndrom* des Endokrinologen Hans Selye (1974) steht für eine unspezifische, d. h. gleichbleibende biophysiologische Reaktion auf Stressoren der Umwelt (vgl. Kaluza, 2018, S. 19 ff.). Wird der Organismus von außen gestört, resultiert daraus eine Stressreaktion, die mittels physischer, z. B. hormoneller, Veränderungen bewältigt werden soll. Individuelle Bewertungen in Bezug auf die Belastung bleiben außen vor. Die Stressreaktion des Körpers verhilft dazu, das natürliche Gleichgewicht (sogenannte Homöostase) wiederherzustellen (vgl. Kaluza, 2018,

S. 19 ff.; Neises, 2001, S. 1088). Das Anpassungsmodell beschreibt drei Stufen, die der Organismus bei Stresserfahrungen durchläuft: Alarmreaktion, Widerstandsphase (Resistenz) und Erschöpfungsphase. Bei letztgenannter Stufe wird von chronischer Belastung gesprochen, wodurch die Körpersysteme sich dem Umstand nicht mehr anpassen können und der Organismus Gesundheitsschäden davontragen kann (vgl. Martin; Schieber, 2016, S. 58).

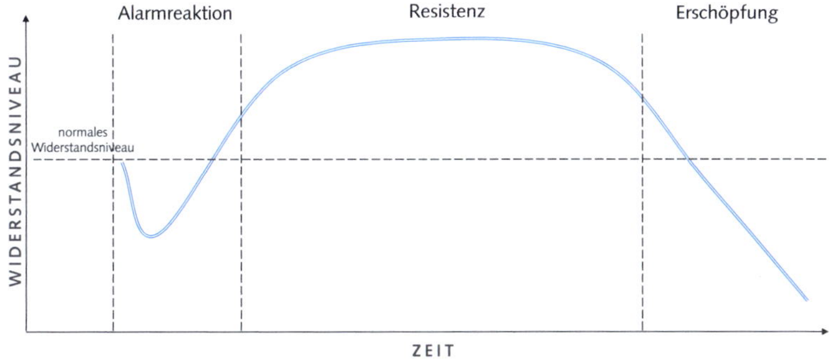

Abb. 2.1: Stresskonzept nach Selye (vgl. Myers, 2014)

Das dynamische Allostase-Modell

Mit dem *dynamischen Allostase-Modell* beschreibt der Neurophysiologe und Endokrinologe Bruce McEwen (1998) eine Stressreaktion, die im Gegensatz zur Sichtweise von Selye mittels wechselseitiger Interaktion von Umwelt und Körpersystemen abläuft (vgl. McEwen, 2017, S. 3 f.). McEwen geht davon aus, dass körpereigene Systeme in der Lage sind, sich nach Bewertung des belastenden Umweltreizes an die Situation anzupassen. Er bezeichnet diese Fähigkeit als Allostase. Beispielsweise werden in diesem Prozess neuronale Schaltkreise aktiviert, die je nach Person individuelle Regulierungsprozesse im Hormon- und Immunsystem veranlassen können. Ziel ist das Wiedererreichen von Homöostase, wie sie im vorher genannten Modell beschrieben wurde. Liegt eine chronische Belastung vor, die die Person nicht überwinden kann, kommt es laut McEwen zur allostatischen

Überbelastung. Daraus können krankhafte Schädigungen für Körper und Gehirn entstehen (vgl. McEwen, 2017, S. 3 f.), die u. a. durch erhöhte Stresshormonspiegel verursacht werden (vgl. Ehlert, 2016, S. 9).

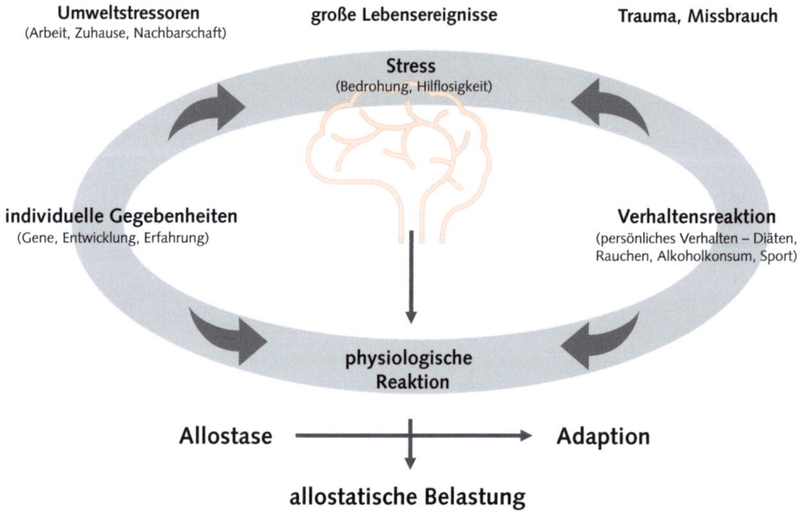

Abb. 2.2: Das dynamische Allostase-Modell nach McEwen (vgl. McEwen, 1998)

Das transaktionelle Stressmodell

Der Psychologe Richard Lazarus (1966) beschreibt im *transaktionellen Stressmodell* eine Reaktion des Individuums auf einen Stressor, bei der die kognitive Bewertung und Bewältigungsstrategie (Coping) einer Person entscheidend für die Bewältigung der Situation sind (vgl. Neises, 2001, S. 1088). Er unterscheidet vier Stufen, die in belastenden Situationen durchlaufen werden (vgl. Struhs-Wehr, 2017, S. 44 f.):

- Beginnend mit einer größtenteils unbewussten Primärbeurteilung des Stressors, in der der Reiz zunächst als bedrohlich oder angenehm eingeordnet wird.

- Die Sekundärbeurteilung gleicht bereits vorhandene Erfahrungen mit artgleichem Stressaufkommen ab und beurteilt, ob die Person nötige Kapazitäten besitzt, um die Situation meistern zu können.
- Als dritter Schritt erfolgt das Bewältigungsverhalten selbst, bei dem neben persönlichen Ressourcen ebenso die des Umfelds einbezogen werden.
- Zuletzt erfolgt eine Neubewertung der Situation, die vom Erfolg oder Misserfolg der Handlung abhängig ist und sich dementsprechend positiv oder negativ auf zukünftige Stresssituationen auswirkt.

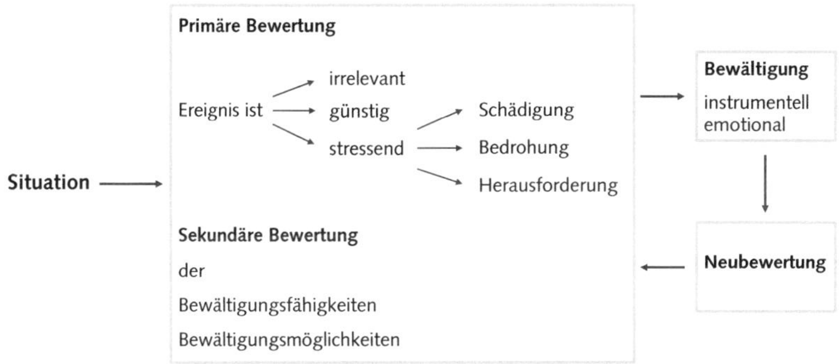

Abb. 2.3: Das transaktionelle Stressmodell nach Lazarus (vgl. Zapf; Semmer, 2004, S. 1020)

Der Fokus von Selye und McEwen liegt auf biologischen Vorgängen des Körpers in Stresssituationen, wobei McEwen die Wechselbeziehung zwischen Stressreiz und Individuum berücksichtigt. Lazarus fokussiert das subjektive Empfinden von Personen und beschränkt sich auf die psychologischen Komponenten. Für die vorliegende Fragestellung ist ein Modell von Belang, das alle Perspektiven einbezieht und im Sinne einer biopsychosozialen Sichtweise den Zusammenhang von Stress und psychischen Auffälligkeiten erklären kann, wie etwa das *Vulnerabilitäts-Stress-Bewältigungsmodell.*

Das Vulnerabilitäts-Stress-Bewältigungsmodell

Bei der Entstehung von psychischen Auffälligkeiten bzw. Störungen handelt es sich um komplexe Zusammenhänge, die nicht durch einseitige theoretische Modelle erklärt werden können. In der Praxis finden deshalb jene Modelle Anwendung, die psychologische und biologische Prozesse zugleich berücksichtigen und gegenwärtig die Entstehung der meisten psychischen Erkrankungen erläutern können (vgl. Hammer; Plößl, 2015, S. 15 f.). Dabei handelt es sich um Vulnerabilitäts-Stress-Modelle (vgl. Hahlweg, 2019, S. 512). Sie verfolgen die gemeinsame Annahme, dass psychische Störungen aufgrund einer bereits vorhandenen störungsanfälligen Verletzlichkeit auftreten, nachdem eine belastende Situation nicht überwunden werden konnte (vgl. Hahlweg, 2019, S. 512). Da ein Ziel der vorliegenden Arbeit darin besteht, auf die Prävention von psychischen Auffälligkeiten einzuwirken, scheint es sinnvoll, ein Modell zu beschreiben, welches zudem Präventionsmöglichkeiten einbezieht. Diesbezüglich wird das Vulnerabilitäts-Stress-Bewältigungsmodell (VSBM) nach Keith Nuechterlein und Michael Dawson (1984) herangezogen:

Unter *Vulnerabilität* und *Diathese* wird eine bereits bestehende Verletzlichkeit bzw. Anfälligkeit für die Entwicklung einer bestimmten Krankheit verstanden (vgl. Hammer; Plößl, 2015, S. 16 ff.). Die Entstehung einer psychischen Erkrankung wird durch das Zusammenkommen von gewissen Stressoren und der Vulnerabilität einer Person bedingt. Vulnerabilität gilt dabei als spezifische Ursache einer psychischen Krankheit und wird sowohl durch genetische als auch biologisch erworbene und psychosoziale Faktoren determiniert. Zu den angeborenen Faktoren zählt neben der Genetik auch eine etwaige Krankheit der Mutter während der Schwangerschaft. Erworbene Faktoren sind durch pränatale Risiken und Krankheiten denkbar. Unter psychosozialen Gesichtspunkten fallen kritische Lebensereignisse und frühe Stresserfahrungen, die bei langer Dauer zu Gehirnläsionen führen können. Belastungen, die auf die Vulnerabilität einwirken und je nach Individuum die Entstehung einer psychischen Krise hervorrufen, können sich u. a. innerhalb der Schule oder der Familie ergeben. Treffen

Belastung und Vulnerabilität aufeinander, besteht ein hohes Risiko für eine Erkrankung. An dieser Stelle berücksichtigt das vorliegende Modell Frühwarnzeichen, die Hinweise geben, ob sich die Person im Übergang zur Entwicklung einer psychischen Krise befindet. Es geht also darum, die individuellen Symptome zu erkennen, um mögliche Schutzfaktoren herzustellen oder Bewältigungsstrategien einzusetzen, damit der Schritt zur psychischen Auffälligkeit unterbrochen wird (vgl. Hammer; Plößl, 2015, S. 16 ff.).

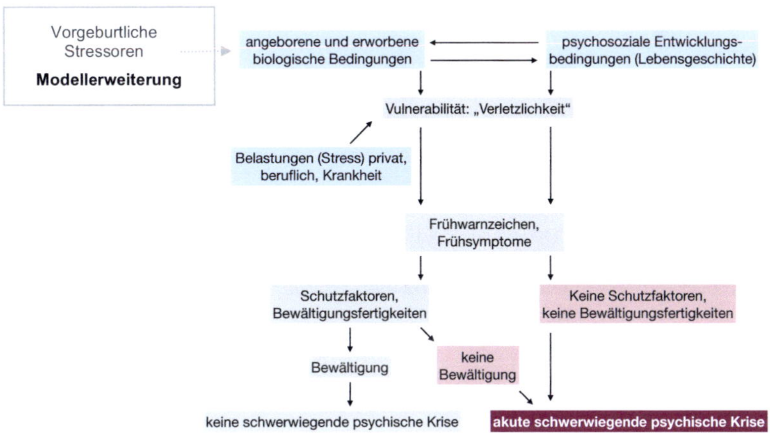

Abb. 2.4: Das Vulnerabilitäts-Stress-Bewältigungsmodell nach Nuechterlein & Dawson mit themenspezifischer Erweiterung (vgl. Jensen et al., 2010, zit. n. Hammer; Plößl, 2015, S. 17)

Für den weiteren Verlauf soll an dieser Stelle erwähnt werden, dass die vorliegende Thematik überwiegend psychosoziale Stressoren analysiert, die bereits vorgeburtlich die Ausprägung angeborener und erworbener Faktoren beeinflussen sowie folglich die weitere Entwicklung des Kindes einschränken. Dementsprechend wird der Fokus verstärkt auf die stressinduzierte Entwicklung der Vulnerabilität als Fundament gerichtet, was als eine Erweiterung des Modells angesehen werden kann. Eingeschlossen werden demnach Stressoren, die bereits die vorexistierende Anfälligkeit für psychische Auffälligkeiten formen. Darüber hinaus werden diejenigen

Stressoren berücksichtigt, die dieses Fundament, wie ursprünglich im Modell erklärt, beeinflussen.

2.3 Frühzeitige Stresserfahrungen: Early Life Stress

Die weiteren Inhalte transferieren die bisher dargestellte Thematik auf Kinder mit psychischen Auffälligkeiten. Im Mittelpunkt steht der Zusammenhang zwischen frühzeitigen Stressereignissen und deren Potenzial, eine psychische Auffälligkeit bei Drei- bis Elfjährigen zu bedingen. Hierzu müssen zunächst der Begriff sowie die zeitliche Eingrenzung von Early Life Stress beschrieben werden. Im Anschluss werden mögliche Belastungsarten und Stressoren für die Zielgruppe herausgearbeitet sowie ein erstes Setting festgelegt, welches die Zielgruppe entscheidend beeinflussen kann.

2.3.1 Begriffsklärung Early Life Stress

Deskriptiv betrachtet liegt das Aufkommen psychischer Auffälligkeiten in den KiGGS-Daten bereits im Alter von drei bis einschließlich fünf Jahren bemerkenswert hoch (vgl. Klipker et al., 2018, S. 39). Die intra- und interindividuellen Gruppenwerte orientieren sich hier in Richtung der jeweiligen Mittelwerte aus der Basiserhebung und KiGGS Welle II (vgl. Klipker et al., 2018, S. 39). Davon ausgehend, dass Stress die Entstehung psychischer Auffälligkeiten beeinflusst, liegt es nahe, dass eine äußerst frühe Form der Stresserfahrung ursächlich ist für die Entwicklung psychischer Verhaltensauffälligkeiten und auch Entwicklungsprozesse in der späteren Kindheit determiniert (vgl. Entringer; Heim, 2016, S. 34). Darauf aufbauend fokussiert sich der weitere Verlauf auf Stressoren, die bereits vor dem dritten Lebensjahr Einfluss auf die kindliche Entwicklung nehmen können. In Fachkreisen ist hierbei die Rede von *Early Life Stress (ELS)*. Eine genaue Definition kann der Literatur nicht entnommen werden, dennoch kann ein einheitliches Verständnis und somit ein klarer Ausgangspunkt geschaffen werden, wenn die folgenden zwei Hauptkriterien berücksichtigt werden (vgl. Heim et al., 2003, S. 18 ff.): Es handelt sich zum einen um die zeitliche Eingrenzung des Entwicklungsalters, in dem das Kind Belastungen ausgesetzt ist. Zum anderen geht es um die Belastungen selbst, die als Merkmalsereignisse bezeichnet werden (vgl. Heim et al., 2003, S. 18 ff.).

Das folgende Kapitel verbindet die Zielgruppe mit der Stressthematik, wobei die genannten Hauptkriterien aufgegriffen werden. Daraus geht hervor, dass das familiäre Umfeld einen entscheidenden Einflussfaktor darstellt.

2.3.2 Zielgruppenspezifische Eingrenzung I

In der vorliegenden Arbeit werden Stresserfahrungen analysiert, die im prä-, peri- und postnatalen Entwicklungsalter bis hin zum dritten Lebensjahr auftreten können. Begründen lässt sich dies neben der hohen Prävalenz von psychischen Auffälligkeiten im Kleinkindalter ebenso durch wissenschaftliche Erkenntnisse, die auf einen Zusammenhang zwischen frühzeitigen Stresserfahrungen und Negativfolgen für die Kindesentwicklung hinweisen (vgl. Entringer; Heim, 2016, S. 34; Bock; Braun, 2012, S. 153).

Wie bereits erwähnt, sind für die vorliegende Arbeit Stresserfahrungen chronischer Art bzw. Disstress relevant, da sie häufiger mit Gesundheitsschädigungen in Verbindung gebracht werden. Da vermutlich bei dem o. g. jungen Entwicklungsalter das Ausmaß von akuter Belastung und deren Einfluss auf die Entwicklung schwierig einzuschätzen ist, werden neben chronischen ebenso akute ELS-Erfahrungen für die Literaturanalyse einbezogen und im Weiteren der Fokus auf die Qualitätskomponente Disstress verfolgt. Als Disstress gelten Merkmalsereignisse, die sich im Rahmen von nicht-normativen Lebensereignissen befinden (vgl. Filipp, 2007, S. 347 f.). Darunter werden Situationen verstanden, die u. a. entgegen der normalen biologischen Entwicklung und meist unvorhersehbar vorkommen (vgl. Filipp, 2007, S. 347 f.). Die Merkmalsereignisse für die vorliegende Literaturarbeit umfassen

(1) pränatal den Stress der Mutter während der Schwangerschaft,

(2) perinatal die stressbezogenen Auswirkungen einer Frühgeburt und

(3) postnatal die Deprivation der Mutter sowie

(4) belastende bzw. vernachlässigende Familienverhältnisse bis zum dritten Lebensjahr.

Genannte Aspekte formen das Fundament der Vulnerabilität des Kindes, die beim Aufkommen von Belastungssituationen zu psychischen Auffälligkeiten führen kann. Die Begründung beruht auf wissenschaftlichen Erkenntnissen und im Speziellen auf Hinweisen der KiGGS-Studie selbst (vgl. Ravens-Sieberer et al., 2007, S. 873; Quesada et al., 2014, S. 389; Hodel et al., 2015, S. 1; Kolb et al., 2017, S. 1220; Kaluza, 2018, S. 27 f.).

Die Merkmalsereignisse kommen als vor- und nachgeburtliche Stressoren zum Greifen und können Einfluss auf die kindliche Entwicklung nehmen. Es ist anzunehmen, je ausgeprägter deren Eigenschaften, desto anfälliger ist das Kind für psychische Auffälligkeiten. Vermutlich wird im ELS-Zeitraum die Entstehung einer erhöhten Vulnerabilität erzeugt, da das Kind in diesem frühen Reifeprozess weniger geschützt gegenüber den Negativfolgen der Merkmalsereignisse ist. Bei den oben angegebenen Ereignissen handelt es sich um psychosoziale Stressoren, die überwiegend mit familiären Belastungen sowie kritischen Lebensereignissen zusammenhängen (vgl. Entringer; Heim, 2016, S. 34). Diese Kategorie gilt als häufigste Ursache für bleibende Stressreaktionen (vgl. Kaluza, 2018, S. 37). In Hinblick auf das Entwicklungsalter ist es sinnvoll, sich auf psychosoziale Stressoren zu fokussieren, da sich das Kind überwiegend im familiären Umfeld befindet. Dementsprechend kristallisiert sich das erste für die Fragestellung relevante Setting heraus, welches sich auf den **familiären Kontext** bezieht. Von dieser theoretischen Basis ausgehend bezieht sich das nächste Kapitel auf einen biologischen Mechanismus, der im Rahmen der biopsychosozialen Perspektive weitere Erkenntnisse zur Thematik beitragen kann.

2.4 Komorbidität bei psychischen Auffälligkeiten: Lernstörungen

Die vorliegende Untersuchung fokussiert die Entwicklung stressinduzierter psychischer Auffälligkeiten bei Kindern und berücksichtigt ebenso biologische Prozesse. Hierzu stellt sich im Weiteren die Frage, welcher biologische

Mechanismus im Speziellen bei der Auseinandersetzung mit den zukünftigen Verhaltensfolgen von ELS ins Interesse rückt, wodurch ein Nutzen für die Bearbeitung der eingangs beschriebenen Problematik vermutet werden kann. Dabei wäre eine Beachtung der einzelnen biologischen Mechanismen zu den vier Problembereichen zu komplex und die meisten neurobiologischen Modelle ungenügend empirisch belegt (vgl. Plag; Ströhle, 2012, S. 326; Steiner; Bogerts, 2012, S. 305 ff.). Andererseits ist die Fokussierung auf eine der Problembereiche nicht ausreichend. Beides hätte zur Folge, dass keine aussagekräftigen Erkenntnisse erzielt werden könnten. Dahingegen ist es sinnvoll, einen Mechanismus heranzuziehen, der in allen vier Bereichen gleichzeitig auftritt und zur Generierung von Präventionsmaßnahmen beiträgt. Diesbezüglich stellt sich die Frage, welches gemeinsame Verhaltensmuster bei Kindern mit psychischen Auffälligkeiten erkannt werden kann, bei dem von denselben biologischen Parallelprozessen ausgegangen wird und womöglich ebenso einer stressinduzierten Ursache unterliegt. Angesichts der Tatsache, dass Betroffene im Alter von drei bis elf Jahren sich in einer intensiven Lernphase des Lebens befinden und neben dem familiären Umfeld die meiste Zeit in (vor-)schulischen Einrichtungen oder der Schule selbst verbringen, geraten Lernprozesse in den Vordergrund. Wissenschaftlicher Literatur kann entnommen werden, dass psychische Erkrankungen mit Gedächtnisschwierigkeiten zusammenhängen (vgl. Brunnauer; Beblo, 2017, S. 354 f.). Beispielsweise bestehen Verbindungen zwischen Angst- und Lernstörungen (vgl. Metzig; Schuster, 2020, S. 160). Weiterhin treten Gedächtnisstörungen in Verbindung mit Depressionen auf (vgl. Lepach; Petermann, 2007, S. 758; Kukolja; Fink, 2013, S. 87). Durch die vorhandene Komorbidität zwischen psychischen Störungen und Lernproblematiken kristallisiert sich ein neurobiologischer Themenschwerpunkt heraus, der im weiteren Verlauf mit dem Konstrukt Stress und der Zielgruppe verbunden werden kann. Aufgrund dessen befasst sich das nächste Kapitel mit der Neurobiologie von Lernprozessen.

3 Neurobiologische Mechanismen des Lernens

In den folgenden Teilkapiteln wird zunächst die Bedeutung von Lernprozessen beschrieben und anschließend die Lokalisation im menschlichen Gehirn dargestellt. Abschließend erfolgt die Erklärung des Nervensystems, dessen Funktion als Basis zellulärer Lernprozesse interpretiert werden kann.

3.1 Lernen

Als *Lernen* wird der Informationsaustausch mit der Umwelt bezeichnet. Dabei sammelt ein Mensch Erfahrungen, die ihm dazu verhelfen, sein Verhalten kontinuierlich den äußeren Umständen anzupassen bzw. mit den vorliegenden Bedingungen umgehen zu können (vgl. Myers, 2014, S. 290). Damit Menschen in bestimmten Situationen mit dem passenden Verhalten reagieren können, greifen sie auf ihr bisher erlerntes Erfahrungsrepertoire zurück (vgl. Jäncke, 2013, S. 474). Hierbei wird die Bedeutsamkeit des Gedächtnisses deutlich. Da ein Teil vergangener Erfahrungen als Gelerntes im Gedächtnis abgespeichert wird und zu gegebenen Zeitpunkt wieder abgerufen werden kann, kann die oben beschriebene Anpassung an die Umwelt erfolgen.

Der Begriff *Gedächtnis* steht für die Einspeicherung und Aufbewahrung sowie das Abrufen und Vergessen von Informationen (vgl. Jäncke, 2013, S. 474). In Hinblick auf die Lebensbewältigung stellen Lern- und Gedächtnisvorgänge unabdingbare Mechanismen für den Menschen dar. Dennoch sind mit der Möglichkeit, sich durch Erfahrungslernen an die Umwelt anzupassen, gleichermaßen Nachteile verbunden. Bock et al. weisen darauf hin, dass bestimmte Umweltbedingungen als schädliche Lernerfahrungen interpretiert werden können und dazu führen, dass sich Lernstörungen einstellen und der Mensch bestimmte Situationen nicht mehr bewältigen kann. Dabei kann es u. a. zur Störung neuronaler Schaltkreise im Nervensystem des Gehirns kommen (vgl. Bock et al., 2003, S. 54). Lernstörungen sind im

ICD 10 Kapitel V unter der Kategorie Entwicklungsstörungen mit den Diagnoseschlüsseln F 80–89 näher definiert.

3.1.1 Anatomie des Lernens

Im Gehirn sind mehrere Areale zugleich an Lernprozessen beteiligt. Eine detaillierte Darstellung wäre an dieser Stelle zu umfassend, weshalb sich die weitere Ausarbeitung auf die prägnantesten Bereiche beschränkt, die mit der weiterführenden Thematik in Verbindung stehen.

Der präfrontale Cortex (PFC) umfasst den vorderen Gehirnbereich, der hinter der Stirn liegt. Seine Aufgaben in Bezug auf Lernen und Gedächtnis beinhalten u. a. die Verknüpfung eingehender Reize mit bereits abgespeicherten Reizen. Außerdem hemmt der PFC das Abrufen irrelevanter Lerninhalte. Kurz umschrieben steuert und kontrolliert er die Gedächtnisprozesse und steht dabei in Verbindung mit dem limbischen System (vgl. Piefke; Fink, 2013, S. 403).

Das limbische System ist ein Gehirnareal, welches sich u. a. aus Hypothalamus, Amygdala und Hippocampus zusammensetzt. Es agiert in Verbindung mit emotionalen Situationen, Gedächtnisprozessen, motivationalen Umständen und trägt an der Regulation von bestimmten Körperfunktionen, wie beispielsweise den Vitalwerten bei (vgl. Roth, 2015, S. 65 ff.; Amunts; Zilles, 2013, S. 47). Der Hippocampus (HP) ist zuständig für das Lernen und die Gedächtnisbildung (vgl. Pauen; Elsner, 2008, S. 69; Entringer; Heim, 2016, S. 20). Er steht im Austausch mit Umwelterfahrungen, wodurch das Lernen und Abspeichern von Informationen, je nach Informationsgehalt, bidirektional beeinflusst werden kann (vgl. Wenger; Lövdén, 2016, S. 171). Die Amygdala (AM) trägt entscheidend an diesen Vorgängen bei, indem sie eingehende Umweltreize emotional bewertet und sich diesbezüglich mit dem HP austauscht (vgl. Eder; Brosch, 2017, S. 201 f.). Dabei greift sie auf gespeicherte Erlebnisse, wie beispielsweise Traumata und andere Negativerfahrungen, zurück und kann Vermeidungsverhalten stimulieren (vgl. Struhs-Wehr, 2017, S. 34).

Der Gegenspieler zur AM ist das mesolimbische System, welches mit dem Belohnungslernen zusammenhängt und u. a. erfahrungsbedingt positives Verhalten motiviert (vgl. Roth, 2015, S. 68 f.). Das mesolimbische System steht in Hinblick auf die negativ belasteten Merkmalsereignisse zunächst weniger im Fokus der Fragestellung, weshalb inhaltlich sowie grafisch nicht weiter darauf eingegangen wird. Die Aufgabe des Hypothalamus und der Hypophyse wird im Exkurs zum Hormonsystem in Kapitel 3.2.4 aufgegriffen. Alle genannten Bereiche sind Teil des Nervensystems im Gehirn und bei Lernvorgängen involviert. Ihre Lokalisation kann der nachfolgenden Grafik entnommen werden.

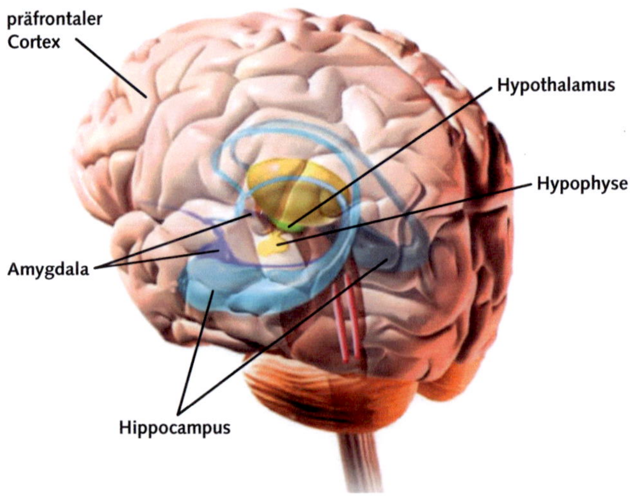

Abb. 3.1: Lernprozesse: involvierte Hirnareale (vgl. Myers, 2014, S. 73)

3.1.2 Aufgabe und Funktion des Nervensystems

Das zentrale Nervensystem setzt sich aus Rückenmark und Gehirn zusammen (vgl. Rusoke-Dierich, 2017, S. 118). Seine Aufgabe ist es, verschiedene Prozesse im Körper zu steuern und zu koordinieren. Dazu gehören u. a. Bewegungsabläufe, die hormonelle Regelung, die Steuerung von Emotionen sowie von Denk- und Lernprozessen und die Instandhaltung lebenswichtiger Funktionen wie Herzschlag und Atmung (vgl. Rusoke-Dierich, 2017, S. 118). Täglich ist der menschliche Organismus vielfältigen umweltinduzierten Informationen ausgesetzt, die im Nervensystem des Gehirns interpretiert und weiterverarbeitet werden, sodass ein den Bedingungen entsprechendes Verhalten erfolgt (vgl. Becker-Caraus; Wendt, 2017, S. 32).

Basis der Koordinationsabläufe bilden die Nervenzellen im Gehirn. Aktuellen Schätzungen zufolge umfasst das menschliche Gehirn ca. 86 Milliarden Nervenzellen (vgl. Jäncke, 2013, S. 68). Die einzelnen Zellen, auch Neurone genannt, können miteinander in Verbindung treten bzw. kommunizieren. Ein einzelnes Neuron ist in der Lage, mehrere 10.000 Verbindungen zu weiteren Neuronen aufzubauen, wodurch die Entstehung eines massiven neuronalen Netzwerkes realisiert wird (vgl. Jäncke, 2013, S. 68). Die Aufgabe der Neurone besteht im Empfangen und Weiterleiten von Informationen, die sie von Umwelt- oder Körperreizen aufnehmen (vgl. Entringer; Heim, 2016, S. 14 ff.). Dafür ist der Nervenzellkörper (Soma) mit einem Zellfortsatz (Axon) verbunden, über den die Informationen anhand elektrischer Impulse (Aktionspotenzial) an das folgende Neuron weitergesendet werden (vgl. Abb. 3.2). Das Axon ist von Fettgewebe (Myelinschicht) umgeben. Je dicker die Schicht, umso schneller erfolgt die Übertragung eines Nervenimpulses in die axonale Endung. Dort gelangt er über eine der bevorstehenden Verzweigungen in eine Synapse. Synapsen fungieren als Kontaktstellen zwischen den Neuronen. Nachdem der Impuls in die sogenannte Präsynapse gelangt ist, bewirkt er die Ausschüttung chemischer Botenstoffe (Neurotransmitter). Diese treten in den synaptischen Spalt über, der zwischen zwei Kontaktstellen lokalisiert ist. Im Anschluss werden die Stoffe über die postsynaptische Membran der folgenden Synapse aufgenommen, wo sie wiederum als elektrischer Reiz im Zellkörper ankommen und weitergeleitet (depolarisiert) werden. Das Senderneuron kann erst wieder Informationen aufnehmen und transportieren, nachdem es eine Ruhephase (Ruhepotenzial) durchlaufen hat, in der es kurzfristig nicht erregbar (Refraktärphase) ist. Wie viele Informationen ein Neuron insgesamt aufnehmen kann, ist abhängig von der Anzahl der Fasern (Dendriten) und deren Zweige (Dornfortsätze), die sich auf dem Zellkörper befinden und für die Reizaufnahme zuständig sind (vgl. Entringer; Heim, 2016, S. 14 ff.). Grundsätzlich gilt, je mehr synaptische Verbindungen zwischen Neuronen bestehen und je stärker diese sind, desto besser kann ein Mensch lernen (vgl. Ayres, 2013, S. 49). Entscheidend für den Lernerfolg und die Verstärkung der neuronalen Verbindungen ist die Wiederholung des betreffenden Lerninhaltes (vgl. Lauth et al., 2004, S. 16).

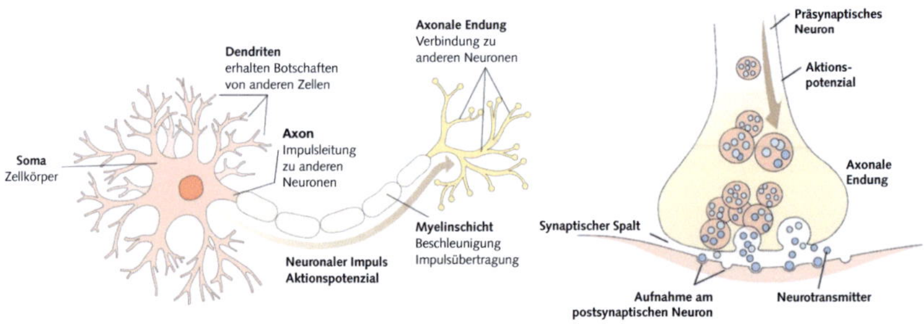

Abb. 3.2: Nervenimpulsübertragung und synaptischer Spalt (vgl. Myers, 2014, S. 52 u. 55)

Es wird ersichtlich, dass die Funktion des Nervensystems hinsichtlich der Informationsverarbeitung den zellulären Basismechanismus für Lernprozesse des Menschen darstellt. Ohne eine Reizaufnahme und deren Verarbeitung auf neuronaler Ebene kann ein Mensch nicht lernen.

3.2 Neuroplastizität des Gehirns

Wie bereits erwähnt sind die Ausprägung des Nervennetzwerkes im Gehirn und seine neuronalen Abläufe entscheidend für den Erfolg bzw. Misserfolg von Lernprozessen. Dabei kommt der Neuroplastizität des Gehirns eine entscheidende Rolle zu, da sie als Grundlage der Lernfähigkeit vermutet wird (vgl. Jäncke, 2013, S. 596 f.).

Die Ausprägung des neuronalen Netzwerkes hinsichtlich seiner Form und Verbindungen hängt von individuellen Gegebenheiten ab, wobei mehrere und stärkere Verbindungen mit besseren Lernleistungen einhergehen (vgl. Ayres, 2013, S. 49). Erfahrungen tragen dazu bei, dass sich die Hirnstrukturen den äußeren Umständen anpassen können (vgl. Jäncke, 2013,

S. 596). Sie führen zur Veränderung des Konnektivitätsmusters, welches während der gesamten Lebensspanne bedingt flexibel ist. Dabei wird davon ausgegangen, dass umweltinduzierte Erfahrungen in Interaktion mit der Genetik des Menschen treten und die Anpassungsmechanismen im Sinne von Netzwerkveränderungen entscheidend prägen. Diese erfahrungsbezogene Veränderung der Hirnstrukturen wird als *neuronale Plastizität* oder *Neuroplastizität* (NP) des Gehirns bezeichnet (vgl. Jäncke, 2013, S. 596). Die genetische Veranlagung gibt zwar die Grundlage der Gehirnentwicklung vor, entscheidend sind dennoch die individuellen Erfahrungen einer Person, welche die Ausprägung mittels neuronaler und synaptischer Veränderungen optimieren können (vgl. Bock et al., 2003, S. 51). Die NP kann demnach als zellulärer Parallelvorgang für erfahrungsgesteuerte Lern- und Gedächtnisprozesse interpretiert werden (vgl. Schmidt et al., 2013, S. 112). Im Weiteren werden auf die verschiedenen Funktionen der NP eingegangen und deren Bedeutsamkeit für Lernprozesse dargestellt.

3.2.1 Strukturelle Plastizität

Bei der strukturellen Plastizität handelt es sich um eine formbezogene Änderung bestimmter Gehirnareale, die sich durch Erfahrungen einstellen kann (vgl. Jäncke, 2014, S. 227 ff.). Dabei können Zunahmen des Volumens, der Cortexdicke oder bestimmter Gehirnoberflächen auftreten. Dies lässt sich beispielsweise in den motorischen Gehirnarealen von Musikern beobachten, die ein Streichinstrument spielen. Bei ihnen ist derjenige Bereich vergrößert, der mit der jeweiligen Handbewegung in Verbindung steht. Die Volumenänderung selbst entsteht u. a. aufgrund von Vergrößerungen der Neurone, einer Zunahme von Dendriten und der Bildung neuer Synapsen. Diese wiederum können zu besseren Lernprozessen führen, indem u. a. eine Anreicherung von Synapsen und Dendriten zu einer verbesserten Informationsübertragung verhelfen (vgl. Jäncke, 2014, S. 227 ff.). Hier muss beachtet werden, dass dieser Prozess nicht unidirektional wirkt, sondern dass die verbesserte Informationsübertragung wiederum die Formung des Gehirns bedingt und somit eine Wechselwirkung zwischen strukturellen und funktionellen Vorgängen besteht (vgl. Jäncke, 2013, S. 596; Eder, 2012, S. 60).

3.2.2 Funktionelle Plastizität

Zur Beschreibung von primär erfolgreichen Lern- und Gedächtnisvorgängen wird die funktionelle Plastizität herangezogen (vgl. Entringer; Heim, 2016, S. 20). Hierbei handelt es sich um die Veränderung der Übertragungsstärke eines Impulses von einer zur nächsten Nervenzelle, was gleichermaßen durch Erfahrungen hervorgerufen wird (vgl. Jäncke, 2014, S. 227 ff.). Anders als bei der strukturellen Form geht es nicht um Volumenänderungen, vielmehr steht die Effizienz des synaptischen Informationsaustausches im Vordergrund (vgl. Jäncke, 2014, S. 227 ff.). Dabei werden Langzeitpotenzierung und -depression voneinander unterschieden.

Die **Langzeitpotenzierung (LTP)** steht für eine aus Erfahrung resultierende hohe Übertragungsstärke der Neurotransmitter zwischen den Synapsen (vgl. Mazurek et al., 2010, S. 974). Der Psychologe und Neurophysiologe Donald O. Hebb (1949) beschreibt erstmals das Phänomen der LTP und geht davon aus, dass Zellen bei regelmäßiger Stimulierung stärker miteinander in Verbindung treten, um ihren Austausch effizienter zu gestalten (vgl. Kienast; Heinz, 2012, S. 287 f.). Dies geschieht, wenn Nervenzellen Informationen aus der Umwelt erhalten und eine wiederkehrende Erregung dazu führt, dass zwei Neurone wiederholt zum selben Zeitpunkt aktiviert werden. Dabei verändert sich die präsynaptische Ausschüttung von Botenstoffen sowie die postsynaptische Reizaufnahme. Aufgrund der regelmäßig auftretenden Aktivierung zweier Synapsen zum selben Zeitpunkt durch einen identischen Reiz bilden sich Nervenbahnen, sogenannte Engramme, im Gehirn (vgl. Kienast; Heinz, 2012, S. 287 f.). Durch die Intensivierung der Nervenimpulse wird die Ausprägung dieser Engramme und somit gleichermaßen die Lern- und Gedächtnisleistung intensiviert (vgl. Heckmann; Dudel, 2010, S. 88). Zusammenfassend führen sich wiederholende Ereignisse zu einer Verstärkung der neurobiologischen Korrelate, wodurch Gelerntes zukünftig schneller erinnert sowie effizienter abgerufen und integriert werden kann. Lokalisiert wurde die LTP u. a. in den Nervenzellen des HP und gilt als Grundlage von Lern- und Gedächtnisprozessen (vgl. Entringer; Heim, 2016, S. 20).

Die **Langzeitdepression (LTD)** hingegen führt zu einer Hemmung der Übertragungsstärke von Neurotransmittern zwischen den Synapsen und kann demnach einen effizienten Informationsaustausch und Lernvorgang hemmen (vgl. Mazurek et al., 2010, S. 974). Anders als bei der LTP, bei der das Neuron nach dem Aktionspotenzial ein Ruhepotenzial durchläuft, liegt bei der LTD eine andauernde umweltbedingte Erregung der Nervenzellen mit unzureichenden Ruhephasen vor (vgl. Heckmann; Dudel, 2010, S. 88 f.). Diese hat zur Folge, dass die Empfängersynapse einer andauernden Erregung von präsynaptischen Botenstoffen ausgesetzt ist, worauf sie mit einem Hemmmechanismus reagiert, der die weitere Ausschüttung von Botenstoffen an der Präsynapse blockiert und effiziente Lernvorgänge behindern kann (vgl. Heckmann; Dudel, 2010, S. 88 f.).

Aus den dargestellten Aspekten geht hervor, dass die Effizienz von Lernprozessen in Verbindung mit LTP und LTD an den Synapsen zusammenhängt und deren Erfolg entscheidend durch Umwelterfahrungen gelenkt wird. Somit bleibt an dieser Stelle noch die Frage, welche Erfahrungsarten auf die NP einwirken und dadurch Lernstörungen evozieren können.

3.2.3 Störung der Neuroplastizität

In Hinblick auf die Gesamtthematik dieser Arbeit soll nun näher betrachtet werden, inwieweit Stress als Erfahrungsfaktor gilt, der schädigend auf neuroplastische Vorgänge im Gehirn einwirken kann und möglicherweise Lernvorgänge beeinträchtigt. In diesem Zusammenhang geht aus wissenschaftlicher Literatur hervor, dass belastende Umwelterfahrungen dazu beitragen können, dass sich Strukturen des HP ungünstig verändern (vgl. Schmidt et al., 2013, S. 117). Beschrieben wird dabei die Verbindung zum endokrinen System, welches durch die Ausschüttung bestimmter Stresshormone eine Beeinträchtigung der Synapsendichte im HP bewirken kann (vgl. Reser, 2016, S. 105). Durch ein überhöhtes Stressaufkommen kann es demnach zu Störungen der LTP kommen, was zu Veränderungen von Schaltkreisen führt, die Lernmechanismen hemmen (vgl. McEwen, 2017, S. 1). Es werden stressinduzierte Lern- und Denkblockaden beschrieben, die als Folge funktioneller Veränderungen im Gehirn vermutet werden (vgl. Struhs-Wehr, 2017, S. 37). Demnach liegt ebenso die Annahme hinsichtlich struktureller Veränderungen nahe.

Es wird ersichtlich, dass Stress unter bestimmten Bedingungen als Störfaktor für neuroplastische Vorgänge gesehen werden kann. Zudem steht die erfahrungsbasierte Plastizität ebenso in Wechselwirkung mit anderen physiologischen Systemen. Speziell für die vorliegende Arbeit sollte die Auseinandersetzung mit dem Hormonsystem berücksichtigt werden.

3.2.4 Exkurs: Hormonsystem

Um den Zusammenhang von Stresserfahrungen und deren Auswirkung auf Lernproblematiken auf biologischer Ebene erforschen zu können, muss zunächst geklärt werden, wie Stress auf physiologischer Ebene in Verbindung zu neuronalen Prozessen steht. Diesbezüglich gerät das Hormonsystem (endokrines System) in den Vordergrund. Es wird vom Gehirn gesteuert, indem Nervenimpulse gesendet werden. Daraufhin reagiert es mit der Ausschüttung von Hormonen, wodurch es die direkte Regulierung der Körperorgane steuert und schließlich dazu beiträgt, dass sich der Organismus im Sinne einer Schutzfunktion an äußere Anforderungen anpassen kann (vgl. Entringer; Heim, 2016, S. 23 ff.). Damit ist ebenso die Kontrolle von Stresssituationen wie auch die Aktivierung des Gedächtnisses gemeint. Interpretiert das Gehirn eine Umweltsituation als bedrohlich, sendet es Signale an die sogenannte Hypothalamus-Hypophysen-Nebennierenrinden-Achse (HHNA), die als Schnittstelle zwischen dem zentralen Nervensystem und dem Hormonsystem agiert. Dabei wird das Stresshormon Cortisol ausgeschüttet, welches dem Körper mehr Energie zur Verfügung stellt, um die gegenwärtige Situation zu überwinden und sein anfängliches Gleichgewicht zurück zu erlangen. Cortisol wird dabei ebenso zurück an das Gehirn gesendet, im Speziellen an den HP, der als Antwort auf den eingehenden

Reiz die weitere Steuerung des Hormonsystems koordiniert. Bleibt der Cortisolspiegel langanhaltend hoch, kann dies zu Schädigungen der Hirnstrukturen führen, die mit Lernprozessen in Verbindung stehen (vgl. Entringer; Heim, 2016, S. 23 ff.; Schneider et al., 2012, S. 7). Die in Abb. 3.1 genannten Hirnbereiche Hypothalamus und Hypophyse sind diesbezüglich für die Regulation des Hormonsystems zuständig (vgl. Lang, 2010, S. 441). Der Hypothalamus veranlasst im Abgleich mit eingehenden Informationen die Hypophyse zur Hormonausschüttung (vgl. Lang, 2010, S. 441).

Im nächsten Kapitel werden die erläuterten Grundkenntnisse auf die Zielgruppe übertragen und deren Bedeutung für die kindliche Gehirnentwicklung aufgegriffen.

3.3 Neuroplastizität des kindlichen Gehirns

Im weiteren Verlauf werden zunächst die unter 2.3.2 begründeten Zeitabgrenzungen (Eingrenzung in einen familiären Kontext) aus neurobiologischer Sicht ergänzt und ein weiteres Setting für Präventionen festgelegt. Darauf aufbauend wird die natürliche Entwicklung des Nervennetzes ab dem pränatalen Stadium bis zur Pubertät erklärt, wodurch die Bedeutsamkeit neuroplastischer Prozesse im Kindesalter sowie mögliche Folgen bei gestörten Schaltkreisen deutlich werden. Insgesamt wird eine mögliche Verbindung zwischen der Entstehung von stressinduzierten Lernstörungen und psychischen Krankheitsbildern ersichtlich.

> *Anmerkung:* Im Folgenden meint der Begriff *Entwicklung* primär die Gehirnentwicklung des Kindes, die als Basis für die Gesamtentwicklung von Kindern gesehen wird.

3.3.1 Zielgruppenspezifische Eingrenzung II

In Kapitel 2.3.2 wurde bereits ein begrenzter Zeitraum der ELS-Merkmale definiert – dieser beginnt pränatal während der Schwangerschaft und dauert an bis zum dritten Lebensjahr des Kindes. Diese Zeitspanne ist in Hinblick auf die Gehirnentwicklung von Kindern sinnvoll, da diese bereits vorgeburtlich beginnt und das kindliche Gehirn im Allgemeinen eine hohe Plastizität für Umwelterfahrungen aufweist. Durch die Analyse eines umfassenden Zeitrahmens im Sinne von prä-, peri- und postnatalen Stresserfahrungen bis zum dritten Lebensjahr kann ein Überblick der Folgen bestimmter Stresserfahrungen für den darauffolgenden Entwicklungszeitraum von Drei- bis Elfjährigen geschaffen werden. Dies lässt einen höheren Erkenntnisgewinn in Zusammenhang mit den Folgen von stressbedingten Lernstörungen bzw. psychischen Auffälligkeiten vermuten, indem plastische Prozesse unter dem Einfluss verschiedener psychosozialer Stressoren betrachtet werden. Zudem ist der HP ab dem dritten Lebensjahr voll funktionsfähig (vgl. Teunißen; Voigt, 2016, S. 153). Hierdurch begrenzt sich der Analysezeitraum der Merkmalsereignisse auf vorab stattfindende Reifungszeiträume des HP, was als übereinstimmend in Hinblick auf den fragestellungsspezifischen Stresszeitraum gesehen werden kann. Die Altersbegrenzung auf drei- bis elfjährige Kinder mit psychischen Auffälligkeiten ist wegen des eben genannten funktionsfähigen HP sinnvoll. Zudem reifen bestimmte Gehirnareale in der Pubertät, die eine Erweiterung der kognitiven Fähigkeiten im Jugendalter ermöglichen und auf Erfahrungen einwirken (vgl. Pauen, 2004, S. 523). Jugendliche können innere und äußere Stresszustände bereits unterscheiden, während dies bei der vorliegenden Zielgruppe noch nicht der Fall ist (vgl. Beyer; Lohaus, 2007, S. 12 f.). Dadurch ist es nicht zielführend, in Anbetracht der vorliegenden Thematik einen Zusammenhang zur Pubertät herzustellen. Der Fokus auf Lernstörungen und deren neurobiologische Mechanismen ist für die Altersgruppe Drei- bis Elfjähriger sinnvoll, da sie einen Großteil der Zeit in Lerneinrichtungen verbringt, wodurch zum einen Schwierigkeiten ersichtlich sind und zum anderen Gegenmaßnahmen vollzogen werden können. **(Vor-)Schulische Einrichtungen** kristallisieren sich demnach neben dem familiären Umfeld als weiteres relevantes Setting der vorliegenden Untersuchung heraus. Die hohe Zeitpräsenz von Kindern in beiden Settings lässt durch einen Grad an Kontinuität einen erfolgreichen Einsatz von Präventionsmaßnahmen vermuten. Nachdem die Eingrenzungen der Zeitfenster für ELS und die Zielgruppe verdeutlicht wurden, wird nachfolgend die Bedeutung der Neuroplastizität für das kindliche Gehirn in den genannten Perioden erläutert.

3.3.2 Bedeutung und Folgen für die Gehirnentwicklung

Da die vorliegende Arbeit frühzeitige Stresserfahrungen und deren mögliche Folgen für neuronale Mechanismen der Lernvorgänge im kindlichen Gehirn analysiert, ist es sinnvoll zu verstehen, wie die Entwicklung und Ausprägung des neuronalen Netzes in den vorher beschriebenen Zeiträumen verlaufen und durch Umwelterfahrungen beeinflusst werden können. Es handelt sich hierbei um die beiden Settings **familiäres Umfeld** und **(vor-)schulische Einrichtungen**.

Bereits pränatal entwickeln sich die Nervenzellen im Gehirn durch Zellteilung und Migration, sodass deren Anzahl zum Zeitpunkt der Geburt mit der eines erwachsenen Gehirns übereinstimmt (vgl. Lohaus; Vierhaus, 2015, S. 86; Mychasiuk et al., 2012, S. 308). In diesem frühen Stadium werden schädliche Umwelterfahrungen diskutiert, die u. a. auf die Hirnrhythmen des Ungeborenen einwirken können und Adaptionsprozesse im Gehirn schädigen (vgl. Teuchert-Noodt, 2016, S. 51 f.; Flügge; Fuchs, 2012, S. 247). Dazu zählt ebenso die Übertragung von Stresshormonen auf den ungeborenen Fötus (vgl. Lupien et al., 2009, S. 434). Obgleich die Neuronenanzahl bei der Geburt mit der eines adulten Gehirns übereinstimmt, sind Volumen und Gewicht deutlich niedriger. Dies hängt mit der Entfaltung von Synapsen und deren neuronalen Verbindungen zusammen, die sich während der Entwicklung ergeben (vgl. Pauen, 2004, S. 533). Nach der Geburt erfolgen die Reifung der Nervenzellen und eine Zunahme der Synapsendichte (vgl. Braun; Bogerts, 2001, S. 5; Bock; Braun, 2012, S. 151). Der Anstieg der Kontaktstellen verläuft zunächst langsam, nimmt ab dem dritten Monat rasant zu und verdoppelt sich bis zum zehnten Lebensmonat (vgl. Pauen, 2004, S. 524 f.). Mit ca. einer Billiarde Synapsen ist die Höchstzahl erreicht. In jener Lebensphase verfügt der Mensch über mehr synaptische Verbindungen als im Erwachsenenalter (vgl. Lohaus; Vierhaus, 2015, S. 86). Von diesem Punkt ausgehend, reduzieren sich die synaptischen Verbindungen um zwei Drittel bis hin zur Pubertät. Dies geschieht mittels natürlicher Selektionsprozesse (vgl. Pauen, 2004, S. 524 f.; Bock; Braun, 2012, S. 151). Ziel ist die optimale Anpassung des Kindes an seine Umweltbedingungen (vgl. Lohaus; Vierhaus, 2015, S. 86). Umwelterfahrungen stellen damit für die Ausprägung der Netzwerkverbindungen eine entscheidende Einflussgröße dar, wenn es um den Erhalt und die Ausweitung der Synapsen geht. Diese Vorgänge werden durch die Aufnahme äußerer Reize aktiviert. Bei genügender Stimulation der Neurone werden der Erhalt vorhandener und die Erweiterung neuer Synapsen sowie die Anzahl und Stärke der Verbindungen beeinflusst. Andernfalls werden inaktive Synapsen schwach und können sich zurückbilden oder sogar auflösen (vgl. Bock; Braun, 2012, S. 151). Dies soll nicht zur Annahme führen, dem heranwachsenden Kind einen Überschuss an Reizen bieten zu müssen, um Nervenzellen und Verbände zu erhalten. Vielmehr geht es um die Darbietung bestimmter Arten von Reizen in sogenannten kritischen Zeitfenstern, was im Folgenden durch die Begriffe *erfahrungserwartende* und *erfahrungsabhängige Plastizität* genauer erklärt wird (vgl. Kolb et al., 2017, S. 1218).

Erfahrungserwartende Plastizität definiert Synapsen, die zu gegebenen Zeitpunkten auf Umweltreize warten und somit für die gesunde Entwicklung des Kindes notwendig sind. Andernfalls nimmt ihre Konnektivität ab und es kann zu gestörten Entwicklungsverläufen kommen (vgl. Pauen, 2004, S. 524 f.; Teuchert-Noodt, 2016, S. 50). Darunter kann beispielsweise die fehlende emotionale Bindung zur Mutter verstanden werden, die auch als Deprivation bezeichnet wird (vgl. Bock et al., 2003, S. 52). Neben erfahrungserwartenden Vorgängen sind gleichermaßen **erfahrungsabhängige neuroplastische Vorgänge** von Belang, bei denen die Synapsen nicht auf einen spezifischen Reiz im Sinne der Entwicklungsphasen warten, sondern auf einen Umweltreiz, der durch individuelle Erfahrungen zur Stimulation beiträgt (vgl. Kolb et al., 2017, S. 1218). Fehlende oder lang andauernde negative Reizerfahrungen können gleichermaßen Folgeschäden für die Gehirnentwicklung bedeuten, indem sie neuronale Fehlschaltungen verursachen (vgl. Braun; Bock, 2003, S. 52 f.; Heim; Binder, 2012, S. 102). Beispielsweise können darunter die bereits beschriebenen Merkmalsereignisse verstanden werden (prä-, peri- und postnatal sowie belastende bzw. vernachlässigende Familienverhältnisse), die sich auf Schwangerschaftsstress und frühgeburtliche sowie familiäre Stressbedingungen beziehen. Dabei wird eine Störung der Vorgänge im limbischen System angenommen, die zur Entstehung von Verhaltensschwierigkeiten und Lernstörungen, bis hin zu psychischen Störungen im späteren Alter beitragen können (vgl. Braun; Bock, 2003, S. 52 f.). Die Zeitfenster sind gut für die Anpassung an die Umwelt, aber gleichzeitig ebenso ein Risiko, da ihre hohe Plastizität eine erhöhte Vulnerabilität des Kindes, nach Negativerfahrung, bedeuten kann (vgl. Bock; Braun, 2012, S. 151). Dies führt wiederum zu möglichen neurobiologischen Folgeschäden innerhalb der Lernmechanismen (vgl. Bock et al., 2003, S. 54).

Insgesamt wird deutlich, dass jene Erfahrungen günstig für Säuglinge und Kleinkinder sind, die eine optimale Entwicklung des neuronalen Netzwerkes, im Speziellen für erwartende und im Allgemeinen für erfahrungsabhängige Zeitfenster, fördern. Der Entzug oder negative Erlebnisse im Sinne von Stresserfahrungen können jedoch unter bestimmten Bedingungen schädlich für eine gesunde Entwicklung des Kindes sein. Allen voran gilt es ebenso, biologische Einflüsse zu berücksichtigen, die bereits vorgeburtlich das Grundgerüst der Gehirnentwicklung und die darauf aufbauenden Lernmechanismen bedingen. Bei einer umweltgesteuerten optimalen Entfaltung der Synapsen und deren Verbindungen kann als Resultat eine effizientere Informationsübertragung hervorgehen, was mit der eingangs beschriebenen strukturellen Volumenveränderungen einhergeht (vgl. Pauen, 2004, S. 533). Letzteres wird in aktuellen Studien als positives Korrelat zur Intelligenz beschrieben (vgl. Jung et al., 2019, S. 43). Im Folgenden wird eine prägnante Zusammenfassung der theoretischen Schwerpunkte vorgenommen, wodurch die Fragestellung der vorliegenden Arbeit formuliert und deren logischer Aufbau erkannt werden kann.

3.4 Zusammenfassung und Ableitung der Fragestellung

Die bis hierhin dargestellten Erläuterungen machen deutlich, dass Stresserfahrungen das Aufkommen von psychischen Auffälligkeiten bzw. Störungen bedingen können. Da psychische Störungen häufig mit Lernproblematiken einhergehen und davon ausgehend, dass sich diese bei der Zielgruppe von psychisch auffälligen Kindern im Alter von drei bis elf Jahren niederschlagen, wird im Lernmechanismus ein geeigneter und einheitlicher Eingang zum Einsatz von Präventionsmaßnahmen vermutet. Dieser kann zur Senkung von psychischen Krankheitsbildern beitragen. Die Effizienz von Lernprozessen wird auf zellulärer Ebene mit dem Mechanismus der Neuroplastizität beschrieben, bei dem es sich um einen erfahrungsbezogenen und zeitlebens bedingt veränderbaren Anpassungsprozess des Gehirns an die Umweltbedingungen handelt. Stress gilt als Lebenserfahrung, die diesen Prozess stören kann.

In Hinblick auf die Zielgruppe Drei- bis Elfjähriger bleibt näher zu erforschen, inwieweit frühzeitige Stresserfahrungen im pränatalen Stadium bis zum Alter von drei Jahren die neuroplastischen Prozesse beeinflussen und Lernstörungen evozieren, die in Verbindung mit dem Aufkommen psychischer Auffälligkeiten stehen. Vermutet wird, dass vorgeburtliche Erfahrungen die Gehirnentwicklung insoweit beeinflussen, dass die Voraussetzungen für effizientes Lernen bedingt gegeben sind und dadurch eine gesunde Gehirnentwicklung bereits zum Geburtszeitraum vorbelastet ist. Ebenso wird peri- und postnataler Stress bis zum dritten Lebensjahr als Einflussfaktor für negative Lernbedingungen in den neuronalen Schaltkreisen vermutet. Bestätigt sich ein frühzeitig stressinduzierter Zusammenhang zu Lernstörungen, kann dies im Sinne erfahrungsbezogener neuroplastischer Mechanismen einen passenden Eingang für Präventionsmaßnahmen zur Senkung von psychischen Auffälligkeiten bei Kindern bedeuten.

Diesbezüglich stellt sich die vorliegende Literaturarbeit der Bearbeitung folgender Fragestellung: **Welche Wirkung können Early-Life-Stress-Erfahrungen, begrenzt auf prä-, peri- und postnatale Erfahrungen bis hin**

zum Alter von drei Jahren, auf neuroplastische Prozesse im kindlichen Gehirn haben?

Das eingangs definierte Ziel dieser Untersuchung bleibt es, eine Übersicht frühzeitiger Stresserfahrungen und deren Folgen für die neuronale Entwicklung im kindlichen Gehirn zu erarbeiten. Mit dieser Übersicht soll es möglich sein, das Aufkommen psychischer Auffälligkeiten bei Kindern im Alter von drei bis elf Jahren erklären zu können.

4 Methodik und Ergebnisse: Welche Wirkung können Early-Life-Stress-Erfahrungen auf neuroplastische Prozesse im kindlichen Gehirn haben?

Im nachfolgenden Kapitel soll die Methodik der vorliegenden Arbeit vorgestellt werden. Anhand einer Literaturanalyse werden Studien zu prä-, peri- und postnatalen ELS-Erfahrungen sowie Studien gegensätzlicher Wirkungsrichtung in den anschließenden Teilkapiteln beschrieben. Es folgen die Zusammenfassung dargelegter Studien sowie die Vorstellung eines Entwicklungsprogramms, welches zukünftig dafür sorgen könnte, präventiv psychische Auffälligkeiten zu minimieren.

4.1 Methodisches Vorgehen

Die Fragestellung der Arbeit wird anhand einer Literaturanalyse beantwortet. Eine Primärforschung wird nicht verfolgt, da bei der Bearbeitung der Thematik auf breite wissenschaftliche Forschungsarbeiten zurückgegriffen werden kann.

Ausgeschlossen wurden Studien, die gesundheitsschädigendes Verhalten (Konsumverhalten) von Müttern während der Schwangerschaft einbeziehen und diejenigen, die genannte Merkmalsereignisse im familiären Kontext überschreiben. Außerdem bleiben Studien unberücksichtigt, die primär molekularbiologisch ausgerichtet waren, sowie Forschungsarbeiten, bei denen Hirnläsionen vorliegen.

Da unterschiedliche Quellen einbezogen wurden, ist die inhaltliche Qualität gegeben. Dies bezieht sich auf die Berücksichtigung wissenschaftlicher Autoren und Primärquellen sowie die Ausgrenzung von Publikumszeitschriften, -zeitungen und Belletristik. Daneben wurden Dissertationen und wissenschaftliche Arbeiten einbezogen und keine allgemeinen Lexika verwendet. Statistische Daten sind nachprüfbar und nicht aus Sekundärquellen entnommen (vgl. Brink, 2013, S. 196 f.). Schließlich wurde die Validität der relevanten Studien bewertet.

4.2 Ergebnisdarstellung und -interpretation: Was zeigen die Studien?

Die ausgewählten Studien werden nachfolgend vorgestellt. Die Darstellung legt den Fokus überwiegend auf die Versuchsgruppe und die Ergebnisse beschränken sich auf die Relevanz für die Beantwortung der vorliegenden Fragestellung. Detailliertere Auskünfte zu den Gesamtverfahren können den Originalartikeln entnommen werden. Bei Tiermodellen werden Altersangaben unmittelbar auf den Menschen transferiert.

4.2.1 Studien zu pränatalen ELS-Erfahrungen

Mychasiuk et al. (2012) haben in einer Tierstudie schwangere Ratten zwischen dem 12. und 16. Schwangerschaftstag zweimal täglich 30 Minuten einer Stresssituation ausgesetzt, indem sie unter grellen Lichtbedingungen auf einer Plexiglasplattform saßen (vgl. Mychasiuk et al., 2012, S. 308 ff.). Die Jungen aus dem Wurf wurden am 21. Tag (Jugendalter) getötet und Gehirnanalysen wurden durchgeführt (N = 24; m = 12; w = 12). Die Gehirne wurden dafür einer Färbung unterzogen und unter dem Mikroskop ausgewertet. Es geht hervor, dass sich im HP eine signifikante Veränderung im Vergleich zu den Kontrollgruppen ergeben hat. Diesbezüglich konnten eine Zunahme der Dendritenlänge sowie ein erhöhtes Aufkommen ihrer Dornfortsätze erkannt werden. Dahingegen lagen eine verringerte Neuronenanzahl sowie weniger aktive Synapsen vor. Hervorgehoben werden muss, dass bei den Weibchen die Dendritenverzweigungen bedingt höher ausfielen. Signifikante Geschlechtsunterschiede ergaben sich in Bereichen des PFC. Hier fallen die Neuronenanzahl und die aktivierten Synapsen bei Männchen geringer aus als bei den Weibchen. Insgesamt deuten die Ergebnisse darauf hin, dass vorgeburtlicher Stress die gesunde Entwicklung und die Organisation neuronaler Schaltkreise im HP und PFC ungünstig beeinflusst. Dies kann in Zusammenhang mit der Entstehung späterer psychischer Probleme stehen (vgl. Mychasiuk et al., 2012, S. 308 ff.).

Übertragen auf die vorliegende Thematik können die Ergebnisse ein Hinweis darauf sein, dass ELS die Gehirnreifung pränatal beeinträchtigt, wodurch vermutlich bereits ab der Geburt eine Disposition vorliegt, da sich die Gehirnstrukturen der Stressbelastung angepasst haben. Die ungünstigen Gegebenheiten können im weiteren Verlauf dazu führen, dass strukturelle und funktionelle Mechanismen des Gehirns nicht optimal verlaufen. Diesbezüglich können sich Lern- bzw. psychische Störungen im Jugendalter einstellen, die geschlechtsspezifisch auftreten. Vermutlich zeigt sich die Symptomatik bereits im Kindesalter und geht mit psychischen Auffälligkeiten einher. Die Unterschiede im PFC können hier ein Anhaltspunkt für geschlechtsbezogene psychische Auffälligkeiten sein.

Eine weitere Untersuchung zu pränatalem Stress und dessen Auswirkungen auf spätere Lern- und Gedächtnisleistungen haben **Schwabe et al. (2012)** in einer Humanstudie ausgearbeitet. In dieser Studie wurden Studierende und deren Mütter untersucht, die während der Schwangerschaft massivem Stress ausgesetzt waren (vgl. Schwabe et al., 2012, S. 2136 ff.). Die Stressereignisse während der Schwangerschaft wurden mittels Fragebögen von den Müttern eingeholt. Die jungen Erwachsenen (N = 60; w = 24; m = 36; Alter = 24,47 (M)) durchliefen eine virtuelle Navigationsaufgabe, die mittels räumlicher und reaktionsbezogener Lernstrategien gelöst werden konnte. Aus den Ergebnissen geht hervor, dass pränatal gestresste Probanden weniger flexibel innerhalb der räumlichen Problemlösungsprozesse waren, was auf einen stressbelasteten HP zurückgeführt werden kann. Geschlechtliche Differenzen konnten nicht erkannt werden (vgl. Schwabe et al., 2012, S. 2136 ff.).

Bezogen auf die vorliegende Thematik lassen die Ergebnisse vermuten, dass ELS neuroplastische Prozesse im HP beeinträchtigt, die zur Entstehung von Lernstörungen bis ins Erwachsenenalter führen können. Es kann von funktionellen Beeinträchtigungen ausgegangen werden, die eine effiziente Informationsverarbeitung stören. Strukturelle Veränderungen sind gleichermaßen denkbar, können hier aber nicht näher beschrieben werden. Gleichermaßen kann das Aufkommen von Lernstörungen im Kindesalter vermutet werden, die ggf. mit psychischen Auffälligkeiten zusammenhängen. Die untersuchten Probanden zeigen diesbezüglich keine psychischen Symptome, wodurch ein Rückschluss auf die Kindheit schwierig erscheint.

Es muss berücksichtigt werden, dass die Ergebnisse begrenzt repräsentativ sind, da es sich bei den Probanden um Studierende handelt. Die Ergebnisse sind womöglich in Richtung eines weniger negativen Einflusses auf neuroplastische Prozesse verzerrt.

Yeh et al. (2012) versetzten schwangere Rattenmütter in der letzten Schwangerschaftswoche dreimal täglich für 45 Minuten in einen Stresszustand, um die Auswirkung auf die synaptische Plastizität im HP der Nachkommen zu untersuchen (vgl. Yeh et al., 2012, S. 991 ff.). Dafür wurden sie in ihrer Bewegung eingeschränkt, indem sie in einem engen Zylinder platziert und extremen Lichtbedingungen ausgesetzt wurden. Jede Gruppe der Nachkommen bestand aus mindestens fünf weiblichen und fünf männlichen Tieren. Den Ergebnissen kann entnommen werden, dass das pränatale Stresserlebnis zur LTD im HP der Welpen geführt hat. Dies zeigt sich zwischen der vierten und fünften Lebenswoche (jugendlich) und verläuft sich im Alter von acht Wochen (Erwachsenenalter). Die Untersuchung der mortalen Hirne wurde in Kohorten von drei bis acht Wochen alten Tieren mikroskopisch vorgenommen. Es wurden keine geschlechtsspezifischen Unterschiede erkannt (vgl. Yeh et al., 2012, S. 991 ff.).

Übertragen auf die vorliegende Arbeit, bewirkt das pränatale Stresserlebnis vermutlich Lernstörungen, die wie bei Michasiuk et al. (2012) beschrieben, bereits vorgeburtlich auf die Gehirnentwicklung einwirken. Folglich können sich ab der Adoleszenz bis zum Übergang in das Erwachsenenalter funktionelle Beeinträchtigungen durch eine LTD im HP zeigen. In der Studie von Yeh et al. (2012) konnte im Vergleich zu Mychasiuk et al. (2012) der Effekt ab dem jungen Erwachsenenalter nicht mehr nachgewiesen werden. Ein Grund dafür könnte sein, dass die tägliche Stressbelastung häufiger und länger durchgeführt, insgesamt dennoch drei Wochen weniger dargeboten wurde. Es liegt wiederum die Vermutung nahe, dass sich im Kindesalter Lernstörungen und psychische Auffälligkeiten zeigen können.

Sowa et al. (2015) erforschten gleichfalls die Untersuchung pränataler Stressereignisse und deren Einfluss auf die Lernfähigkeit im späteren Lebensalter (vgl. Sowa et al., 2015, S. 1 ff.). Dafür wurden schwangere Tiere denselben Bedingungen als in der vorher beschriebenen Studie ausgesetzt. Die nachfolgenden Untersuchungen bezogen sich ausschließlich auf das männliche Geschlecht. Anders als in der vorangehenden Untersuchung wurden mögliche Einflüsse auf gestresste Nachkommen erst im Alter von drei Monaten (Erwachsenenalter) untersucht. Innerhalb eines Schwimmtests konnten Verhaltensbeobachtungen in Versuchs- und Kontrollgruppe (jeweils N = 10) durchgeführt werden. Pränatal gestresste Tiere zeigten hier ein signifikant höheres depressives Verhalten, was durch Im-/Mobilität und Klettern gemessen wurde. In Übereinstimmung mit den Verhaltensbeobachtungen konnte im weiteren Verlauf an den mortalen Gehirnen mikroskopisch erkannt werden, dass die LTP im betroffenen Areal für Motorik signifikant niedriger war (vgl. Sowa et al., 2015, S. 1 ff.). Hier liegt erneut die Vermutung nahe, dass, wie in vorhergehenden Interpretationen beschrieben, durch ELS bereits pränatal eine ungünstige Gehirnentwicklung veranlasst wird, die Folgen für die weitere Entwicklung des Kindes hat. Dies kann sich im Erwachsenenalter in depressivem Verhalten niederschlagen, was sich parallel durch ineffiziente funktionelle Vorgänge im Motorikareal zeigt. Vermutlich treten die Auswirkungen im Verhalten und auf neuronaler Ebene bereits im Kindesalter auf.

4.2.2 Studien zu perinatalen ELS-Erfahrungen

Quesada et al. (2014) untersuchten die Folgen perinataler Stresserfahrungen in Bezug auf emotionales Verhalten und Gedächtnisleistung bei Kindern im Alter von sechs bis zehn Jahren (vgl. Quesada et al., 2014, S. 389 ff.). Als perinatale Stresserfahrung wurden die frühzeitige Geburt eines Säuglings (26.–36. Schwangerschaftswoche) und der damit verbundene entwicklungsbedingte Umweltstress in den ersten Lebenswochen (etwa mangelnde Kontakte zur Mutter) umschrieben. Insgesamt wurden 30 Frühgeborene (w = 13; m = 17) einbezogen. Die Untersuchungen wurden mittels Cortisoltestungen, eines Gedächtnisfunktionstests und eines Fragebogens zu Verhalten und Emotionen durchgeführt. Den Daten kann entnommen werden, dass die Cortisolwerte von Frühgeborenen im späteren Alter erhöht sind, dass diese mehr emotionale Probleme haben und sich zudem in der Gedächtnisleistung von der Kontrollgruppe unterscheiden. Bei den getesteten Mädchen fallen die Werte höher aus als bei den Jungen. Die Resultate werden aufgrund einer Änderung der Hormonausschüttung in der HHNA vermutet. Zudem wird vermutet, dass die Gedächtnisleistung von Frühgeborenen auf die Empfindlichkeit des HP in dieser Periode hinweist. Insgesamt wurden die Ergebnisse dahingehend eingeordnet, dass Frühgeburten ein Risiko für kognitive und psychiatrische Störungen im späteren Kindesalter darstellen können (vgl. Quesada et al., 2014, S. 389 ff.).

Die Ergebnisse weisen darauf hin, dass die vorhandene ELS-Bedingung zu Gedächtnis- und psychischen Störungen führen kann, die womöglich in Verbindung mit dem HP stehen. Denkbar ist eine vermehrte Ausschüttung des Stresshormons Cortisol, welches, wie bereits beschrieben, eine schädigende Wirkung auf synaptische Vorgänge im HP hat, wodurch die funktionelle Plastizität beeinträchtigt werden kann. Psychische Auffälligkeiten, wie sie bei der Zielgruppe der Drei- bis Elfjährigen in den KiGGS-Studien vorliegen, sind erkennbar. Ein gleichzeitiges Auftreten von Lernstörungen wird als wahrscheinlich gesehen. Konkrete Aussagen zu strukturellen Veränderungen bleiben aus. Mädchen weisen höhere Werte auf, was in Hinblick auf die Geschlechtsunterschiede der KiGGS-Studie nicht zugeordnet werden kann.

Chau et al. (2019) befassten sich in ihrer Studie ebenfalls mit den Risiken von Frühgeburten und deren Folgen auf die Entwicklung des Kindes (vgl. Chau et al., 2019, S. 51 ff.). Vertiefend zu den stressreichen Umweltbedingungen in der Studie von Quesada et al. (2014) befasste sich die Forschergruppe Chau et al. mit stressigen Umwelterfahrungen im Sinne neonataler Schmerzerfahrungen, die das frühgeborene Kind aufgrund nötiger Untersuchungen erfährt (vgl. Chau et al., 2019, S. 51 ff.). Neonatologie ist die Wissenschaftsdisziplin, die sich thematisch mit Frühgeborenen auseinandersetzt. Unter neonatalen Schmerzen können u. a. Blutentnahmen an der Ferse verstanden werden (vgl. Lagercrantz, 2019, S. 127). In der Längsschnittstudie wurden 57 Frühgeburten (w = 31; m = 26) einbezogen, die zwischen der 24. und 32. Schwangerschaftswoche geboren wurden. Im Alter von acht Jahren wurde eine Magnetresonanztomographie (MRT) durchgeführt, um u. a. das Hirnvolumen von AM und HP zu messen. Zudem wurde die kognitive Leistung mittels Testverfahren ermittelt und Verhaltensbeobachtungen der Eltern einbezogen.

Den Ergebnissen zufolge besteht ein signifikanter Zusammenhang zwischen Schmerzerfahrungen und einer Reduzierung der Gehirnvolumen in u. a. AM und HP. Weiterhin sind geringere kognitive Leistungen sowie ein erhöhtes Problemverhalten erkennbar (vgl. Chau et al., 2019, S. 51 ff.). Nach den Resultaten der Studie liegt es nahe, dass die ELS-Erfahrung negativ auf die neuroplastischen Prozesse während der Gehirnentwicklung einwirken kann. Dabei kommt es zu einer strukturellen und vermutlich ebenso funktionellen Anpassung des Nervennetzes. Ersichtlich werden Lernstörungen, die ferner mit psychischen Auffälligkeiten einhergehen können, so wie sie bei der Zielgruppe aus dem Gesundheitssurvey vorliegen.

4.2.3 Studien zu postnatalen ELS-Erfahrungen bis zum dritten Lebensjahr

Bock et al. (2003) konnten mittels Messungen des Gehirnstoffwechsels und mikroskopischer Gehirnuntersuchungen an Strauchratten zeigen, dass Jungtiere, die nach der Geburt wiederholt stündlich im Zeitraum von drei Wochen von der Familie getrennt wurden, in limbischen Arealen signifikante Veränderungen der Neurone und Synapsen aufzeigen (vgl. Bock et al., 2003, S. 52 ff.). Acht Tage alte Tiere zeigten bereits nach einmaliger Trennung eine verminderte Aktivität in u. a. limbischen Arealen. Spätere mikroskopische Untersuchungen am mortalen Gehirn ließen nach mehrmaligen Trennungen einen Synapsenaufbau erkennen, der vermutlich nicht im Sinne der natürlichen Reizselektion verlief, wodurch weder Kontakte zwischen Neuronen aufgebaut noch der Abbau von inaktiven Synapsen erkannt werden konnte. ELS kann sich möglicherweise schädlich auf die Entwicklung des Nervennetzes auswirken, was im limbischen System zu neuronalen Fehlschaltungen führen kann. Angenommen werden daraus resultierende Lern- und Gedächtnisschwierigkeiten sowie ein erhöhtes Risiko an einer psychischen Störung zu erkranken (vgl. Bock et al., 2003, S. 52 ff.).

Bezüglich der vorliegenden Zielgruppe kann dies ein Hinweis für das Aufkommen psychischer Auffälligkeiten und Lernstörungen im Kindesalter sein. ELS führt in diesem Zusammenhang zu strukturellen sowie ineffizienten funktionellen Mechanismen des Nervensystems, die sich im Zielgruppenalter ggf. als psychische Auffälligkeiten zeigen und bei wiederholtem ELS im Erwachsenenalter zu psychischen Störungen führen können.

Katz et al. (2009) erforschten die frühzeitige Trennung von den Eltern am Tiermodell der Totenkopfaffen (vgl. Katz et al., 2009, S. 294 ff.). Es wurden elf Tiere einbezogen (w = 7; m = 4), die zwischen der 17. und 27. Woche einmal wöchentlich für eine Stunde von den Eltern getrennt wurden. Bis zur 50. Woche wurden Verhaltensbeobachtungen und neuroendokrine Messungen vorgenommen. Im Anschluss erfolgte die natürliche Entwöhnung der Eltern. Im Alter von 1,5 Jahren wurden Verhaltenskontrollen durchgeführt, ein Jahr später (Pubertät) das Erkundungsverhalten beobachtet und im Erwachsenenalter (3,3 Jahre) Gehirnareale untersucht. In Kontrast zu den Ergebnissen aus Bock et al. (2003) kann aus der Studie von Katz et al. entnommen werden, dass die regelmäßige Stressbelastung vermutlich zu einer Gewöhnung führte, die im weiteren Verlauf mit weniger Angst- und mehr Erkundungsverhalten bei den pubertierenden Tieren einherging. Im frühen Erwachsenenalter werden im PFC Volumenzunahmen erkannt sowie eine erhöhte Myelinisierung der Axone. Für einen geschlechtlichen Erkenntnisgewinn war die Studie nicht ausgelegt (vgl. Katz et al., 2009, S. 294 ff.).

Bezüglich der vorliegenden Thematik weisen die Ergebnisse darauf hin, dass Stresserfahrungen, die mit einer genügend langen Erholungsphase einhergehen, nicht dazu führen, dass psychische Krankheitsbilder im Jugend- und Erwachsenenalter vermehrt auftreten. Das Gehirn kann sich den Umwelterfahrungen anpassen, was möglicherweise durch strukturelle und funktionelle Veränderungen zu einem besseren Umgang mit zukünftigen Stresssituationen im späteren Lebensalter führt. Dafür spricht auch der nachgewiesene Effekt, dass ab dem Zeitpunkt der Pubertät Gehirnbereiche im PFC reifen, wodurch das Abwägen von Situationen gelernt wird. Da die Gehirnuntersuchung erst im Erwachsenenalter vorgenommen wurde, kann für die Zielgruppe der drei- bis elfjährigen Kinder keine Prognose hinsichtlich der neuroplastischen Prozesse und deren Folgen vorgenommen werden. In Hinblick auf Ergebnisse von Van Derks et al. (2016) (siehe nächste Studie) müssen psychische Auffälligkeiten und Lernstörungen im Kindesalter dennoch nicht ausgeschlossen werden. Insgesamt wird vermutet, dass durch den erfahrenen (milderen) Stress die Bewältigung von Belastungssituationen im späteren Leben verbessert werden kann.

Van Derks et al. (2016) haben in einem Rattenmodell die Auswirkung postnataler Stresserfahrung, im Sinne einer frühzeitigen Deprivation von der Mutter, auf neuroplastische Vorgänge im HP untersucht (vgl. Van Derks et al., 2016, S. 1 ff.). Dazu wurden die Tiere drei Tage nach der Geburt einmalig für 24 Stunden von der Mutter getrennt. Im weiteren Verlauf wurden drei Kohorten unterschiedlichen Alters zu unterschiedlichen Zeitpunkten untersucht (Tage 8, 22 und 85). Übertragen auf Menschen handelt es sich hier um den Beginn der zweiten postnatalen Woche, den Beginn der Jugendzeit und den Eintritt in das frühe Erwachsenenalter. Die Anzahl der Ratten variiert je nach Test, wobei eine geschlechtliche Gleichverteilung berücksichtigt wurde. Durch unterschiedliche Zeitpunktmessungen am lebenden Tier sowie am mortalen Gehirn wurde der Einfluss auf die synaptische Plastizität im HP erfasst, indem stressempfindliche Parameter wie u. a. Cortisol gemessen wurden. LTD kann in Übereinstimmung zu Ergebnissen aus vorher erläuterten Studien bei der jüngsten Gruppe erkannt werden. Kontrovers zu den Ergebnissen bei chronischem ELS zeigt sich eine Begünstigung der LTP ab dem Jugend- und Erwachsenenalter. Zusätzlich werden hier geschlechtliche Unterschiede erkannt, wonach männliche Tiere im zweiten Lebensabschnitt höhere LTP aufweisen und weibliche Tiere im dritten Abschnitt (vgl. Van Derks et al., 2016, S. 1 ff.).

Für die vorliegende Thematik kann vermutet werden, dass eine akute Stresserfahrung im Kleinkindalter zu funktionellen Störungen im HP führt, die zunächst mit Lernstörungen einhergehen und sich im weiteren Altersverlauf zu einer signifikanten Verbesserung der Lernleistung (LTP) verändern. Denkbar ist, dass psychische Auffälligkeiten im Kindesalter hervortreten können. Darüber hinaus kann bezüglich der LTP ab dem Jugendalter vermutet werden, dass die Folgen des akuten ELS eher als mild interpretiert werden können und sich u. a. durch die Reifung von Hirnarealen im pubertären Zeitraum beheben (ähnlich der Studie von Katz et al.). Die Tatsache, dass männliche Teilnehmer früher einen Anstieg der LTP zeigen als weibliche, kann ein Hinweis für die Geschlechtsunterschiede in den KiGGS-Studien sein.

Ivy et al. (2010) setzten Rattenwelpen zwei Tage nach der Geburt mit ihrer Mutter für eine Woche in einen Käfig, in dem begrenztes Nistmaterial vorlag (vgl. Ivy et al., 2010, S. 1 ff.). Hierdurch wurde eine geringe mütterliche Fürsorge und somit ELS induziert. Im Anschluss sollte unter stressfreien Bedingungen geklärt werden, inwieweit Stresshormone an einer erwarteten Verschlechterung der Gedächtnisleistung im Erwachsenenalter beitragen. Hierfür wurde den männlichen Jungtieren direkt nach der Stresswoche eine Pumpe eingesetzt, die in regelmäßigen Abständen eine Substanz ausschüttet. Hierdurch konnte eine Blockierung von Rezeptoren veranlasst werden, welche Stresshormone aufnehmen. Am 21. Tag wurden die Jungtiere von der Mutter entwöhnt und die Pumpen entfernt. Die männlichen Tiere wurden im Erwachsenenalter mittels Lern- und Gedächtnistests untersucht. Zu einem späteren Zeitpunkt wurden Forschungen am mortalen Gehirn vorgenommen. Den Ergebnissen zufolge tragen Stresshormone dazu bei, dass sich eine ineffiziente LTP und der Rückgang von Dendritenzweigen im HP im späteren Leben einstellen. Auf Verhaltensebene zeigen sich hierdurch Lern- und Gedächtnisschwierigkeiten bei den Tieren. Dies ist gegensätzlich bei Versuchstieren, bei denen die Aufnahme der Stresshormone blockiert war (vgl. Ivy et al., 2010, S. 1 ff.).

Bezüglich der vorliegenden Thematik kann vermutet werden, dass ELS die Wechselwirkung zwischen Hormon- und Nervensystem insofern beeinflusst, als Stresshormone funktionelle sowie strukturelle neuroplastische Prozesse auslösen, die zu Gedächtnis- und Lernstörungen im Erwachsenenalter führen können. Es liegt nahe, dass sich dies bereits im Kindesalter zeigen kann und mit psychischen Auffälligkeiten verbunden ist.

Dalle Molle et al. (2012) haben unter ähnlichen Bedingungen wie Ivy et al. (2010) eine ELS-Erfahrung durch fehlende mütterliche Fürsorge bei Ratten hergestellt und fokussierten sich dabei auf den Nervenwachstumsfaktor BDNF (Brain derived neurotrophic factor) (vgl. Dalle Molle et al., 2012, S. 1 ff.). Dieser ist an neuroplastischen Prozessen wie LTP beteiligt und kann bei abweichendem Stoffwechsel zu Gedächtnisschwierigkeiten führen (vgl. Brigadaski; Lessmann, 2014, S. 166). Das Verhalten der stressinduzierten Tiere wurde im Erwachsenenalter mittels Elevated Plus Maze Test untersucht (N = 95; w = 51; m = 44). Parallel dazu wurden in einer Humanstudie Jugendliche (N = 129; w = 89; m = 40; Alter: w = 12,77 (M); m = 13,62 (M)) hinsichtlich ihrer Angstsymptomatik und der wahrgenommenen Fürsorge vonseiten der Mutter befragt. In beiden Studien wurden BDNF-Werte entnommen. Aus dem Tiermodell geht hervor, dass sich bei Welpen mit weniger Fürsorge ängstlicheres Verhalten im späteren Leben einstellt, was mit einer Erhöhung des Wachstumsfaktors einhergeht. Die Ergebnisse aus der Humanstudie zeigen vergleichbare Resultate. Innerhalb der Tier-ELS-Gruppe wird neben einer fehlenden Fürsorge (Lecken der Jungtiere) eine streng kontrollierende Mutterschaft bezüglich der physischen Bedürfnisse (Temperatur durch reinen Körperkontakt ohne Fürsorge) der Welpen beobachtet. Zudem kann bei männlichen Ratten ängstlicheres Verhalten im Elevated Plus Maze Test festgestellt werden sowie höhere BDNF-Werte im HP (vgl. Dalle Molle et al., 2012, S. 1 ff.).

Bezogen auf die vorliegende Arbeit kann eine Verbindung zwischen ELS und ängstlicherem Verhalten zu Beginn der Jugendzeit vermutet werden. Die alleinige Befriedigung der Grundbedürfnisse vonseiten der Mutter scheint nicht ausreichend, um eine gesunde Gehirnentwicklung zu realisieren. Der erhöhte Wachstumsfaktor BDNF im HP kann zu strukturellen und funktionellen Fehlentwicklungen des Nervennetzes geführt haben, was sich im Jugendalter durch Angstverhalten äußert. Vermutlich besteht ein Zusammenhang zu nicht aktivierten erfahrungserwartenden Synapsen, die bereits in der frühen Kindheit auf eine Stimulation warten. Weiterhin sind Fehlentwicklungen durch den erhöhten BDNF-Wert denkbar. Beides kann dazu führen, dass sich die psychischen Symptome bereits als Auffälligkeit im Kindesalter zeigen. Die höheren Werte bei den Männchen in der Tierstudie können im Humanmodell nicht erkannt werden, wodurch sie zur weiteren Erklärung von Geschlechtsunterschieden ausgeschlossen werden. Hodel et al. (2015) haben postnatale ELS-Erfahrungen untersucht, bei denen eine frühe Trennung von den Eltern vorlag (vgl. Hodel et al., 2015, S. 1 ff.). Es handelt sich um eine Humanstudie, welche 110 Jugendliche im Alter zwischen 12–14 Jahren (m = 37, w = 73) untersuchte, die (durchschnittlich) ab dem zwölften Lebensmonat aus einem Waisenhaus adoptiert und in Pflegefamilien aufgewachsen sind. Die Enddaten zeigen, dass das Gehirnvolumen der Waisenkinder im Jugendalter im Vergleich zur Kontrollgruppe signifikant kleiner ist. In Bezug auf das HP- und AM-Volumen liegt eine Negativkorrelation hinsichtlich der Länge des Aufenthaltes vor. Je länger die Kinder in der Institution untergebracht waren, desto stärker fiel die Reduzierung des Volumens aus. Geschlechter bleiben in den Ausführungen unberücksichtigt (vgl. Hodel et al., 2015, S. 1 ff.). Die Ergebnisse lassen vermuten, dass innerhalb der entwicklungsabhängigen Zeitfenster u. a. erfahrungserwartende Synapsen ungenügend stimuliert worden sind. Daraus können strukturelle Veränderungen resultieren, die trotz günstiger Umweltveränderungen bis in das Jugendalter und darüber hinaus bestehen bleiben. Diesbezüglich kann die Ausprägung des ELS als schwerwiegend bezeichnet werden. Es wird davon ausgegangen, dass sich unter diesen Bedingungen bereits im Kindesalter Lernstörungen und ggf. psychische Auffälligkeiten zeigen.

Sarabdjitsingh et al. (2017) versetzten männliche Rattenwelpen, unter gleichen Bedingungen wie Van Derks et al. (2016), durch mütterliche Trennung in eine frühzeitige Stresssituation (vgl. Sarabdjitsingh et al., 2017, S. 1 ff.). Im Fokus der Untersuchung lagen strukturelle Veränderungen des Gehirns. Es wurden keine Stressparameter erhoben, da das Paradigma in früheren Studien wiederholt eine Erhöhung dieser Werte belegen konnte und davon ausgegangen wurde, dass bei dieser Studie derselbe Vorgang eintrifft. Das Gesamtvolumen der berücksichtigten Bereiche wurde mittels MRT an den drei Monate alten mortalen Gehirnen (N = 20) betrachtet und ergab signifikante, wenn auch subtile Verkleinerungen in Teilen des PFC.

Es konnte keine stressinduzierte signifikante Änderung des Gesamtvolumens von AM und HP vernommen werden. Verglichen mit dem Gesamtvolumen des Gehirns nehmen die Nervenzellverbindungen im HP signifikant ab. Die strukturellen Veränderungen konnten durch Blockierung von Stresshormonen nicht gemildert werden. Die Autoren weisen auf geringe Veränderungen hin (vgl. Sarabdjitsingh et al., 2017, S. 1 ff.). Aufgrund dieser subtilen Effekte müssen hinsichtlich der Zielgruppe nicht zwingend Lern- und Gedächtnisstörungen oder psychische Krankheitsbilder im Erwachsenenalter auftreten. Zusätzlich geht aus anderen dargestellten Studien hervor, dass eine Volumenreduktion nicht gleichzeitig eine ineffiziente Informationsübertragung im limbischen System bedeuten muss. Es besteht die Möglichkeit, dass sich funktionelle Prozesse wie bei Van Derks et al. (2016) zeigen, die eine verbesserte Lernleistung im HP vermuten lassen. Psychische Auffälligkeiten und Lernstörungen während des Kindesalters können mit Blick auf Van Derks et al. (2016) nicht ausgeschlossen werden, dennoch bleiben sie spekulativ. Da die Blockierung einer Stresshormonaufnahme keine Änderungen des Effektes zeigt, deutet dies darauf hin, dass die Folgen von akutem ELS durch weitere Parameter determiniert werden.

4.2.4 Studien gegensätzlicher Wirkungsrichtung

Neben den Studien zu prä-, peri- und postnatalen ELS-Erfahrungen ist es ebenso aufschlussreich, Forschungen einzubeziehen, die eine gegensätzliche Wirkungsrichtung untersuchen und damit die Wichtigkeit für das Ableiten von Interventionsmaßnahmen unterstreichen. Dazu wird im Folgenden eine Tierstudie vorgestellt, die sich auf die funktionelle Verbesserung der NP bezieht sowie eine Humanstudie, welche Aussagen zur strukturellen NP der vorliegenden Zielgruppe nach ELS ermöglicht.

Goshen et al. (2009) haben Mäuse mit Lern- und Gedächtnisstörungen in verschiedene Umgebungen versetzt (N = je nach Test unterschiedlich), wobei u. a. durch ein Laufrad und ein Labyrinth ein angereichertes Umfeld eingerichtet wurde (vgl. Goshen et al., 2009, S. 3395 ff.). Es wurden ausschließlich erwachsene Männchen untersucht. Der Fokus lag darauf, die LTP der Tiere wiederherzustellen und somit deren Lern- und Gedächtnisleistung zu verbessern, indem sie der abwechslungsreichen Umgebung ausgesetzt wurden. Den Ergebnissen kann entnommen werden, dass die vom HP abhängige Gedächtnisleistung in Hinblick auf die LTP in Gegenüberstellung zu den Kontrollgruppen signifikant besser wurde (vgl. Goshen et al., 2009, S. 3395 ff.).

In Hinblick auf die Zielgruppe von Kindern im Alter zwischen drei und elf Jahren kann angenommen werden, dass Lern- und Gedächtnisstörungen durch eine angereicherte Umgebung verbessert werden können. Selbst wenn sich die Studienergebnisse auf erwachsene Tiere beziehen, kann der Effekt ebenso für das Kindesalter angenommen werden, da plastische Prozesse hier flexibler sind. Diesbezüglich scheinen die Handlungsempfehlungen der vorliegenden Arbeit für das familiäre und (vor-)schulische Setting sinnvoll, welche darauf ausgerichtet sind, die Effizienz funktioneller Informationsübertragungen an den Synapsen zu steigern und damit Lernproblemen bei Kindern entgegenzuwirken. Es kann gleichzeitig von einer Senkung psychischer Auffälligkeiten ausgegangen werden, insofern diese vorliegen.

Neville et al. (2013) haben in einer Humanstudie den Erfolg eines achtwöchigen aufmerksamkeitsfördernden Trainings für Vorschulkinder in Familien mit niedrigem sozioökonomischem Status getestet (vgl. Neville et al., 2013, S. 12138 ff.). Aufmerksamkeit wird hier als ein wesentlicher Teil für Lernerfolge angesehen, durch deren Training die Lern- und somit auch die Schulleistung verbessert werden soll. Insgesamt wurden 144 Kinder im Alter zwischen drei bis fünf Jahren und deren Eltern einbezogen.

> *Anmerkung:* Es konnten keine Daten über die genaue geschlechtliche Verteilung eingesehen werden, ebenso nicht im Anhang „Supplementary Information".

Eine Gruppe von Kindern folgte dem gewöhnlichen Vorschulalltag, ohne dass deren Eltern einbezogen wurden. Eine weitere Gruppe partizipierte innerhalb der Vorschulzeit und gleichermaßen ohne Elternteilnahme an einem Training, während die dritte Gruppe und deren Eltern außerhalb der Lerneinrichtung eine Intervention durchliefen. Insgesamt geht aus den Ergebnissen eine signifikante Verbesserung der Aufmerksamkeit in der dritten Gruppe hervor, in der ebenso die Eltern für einen aufmerksamkeitsfördernden Umgang zu Hause geschult wurden. Die neuronalen Reaktionen wurden anhand von Elektroenzephalographie-Messungen (EEG) erhoben, deren Wellenverlauf auf signifikante Unterschiede zu den anderen Gruppen hinweist, wodurch eine verbesserte Lernleistung vermutet werden kann. Zudem konnte eine Senkung von Problemverhalten beobachtet werden. Geschlechtsspezifische Hinweise können nicht entnommen werden. Ergebnisse aus u. a. IQ-Tests sind an dieser Stelle zu umfassend. Sie bestätigen dennoch die Resultate der neuronalen Messungen (vgl. Neville et al., 2013, S. 12138 ff.).

In Hinblick auf die vorliegende Zielgruppe ist denkbar, dass sich Lernstörungen und psychische Auffälligkeiten durch einen aufmerksamkeitsfördernden Umgang vonseiten der Erziehungsberechtigten und Lehrbeauftragten senken lassen. Dementsprechend scheinen Handlungsempfehlungen sinnvoll, die dieses Vorhaben unterstützen.

Zur besseren Übersicht können die detaillierten Erkenntnisse aus allen Studien dem Anhang B entnommen werden. Die für die Ausarbeitung relevanten Ergebnisse werden durch die nachfolgende Abbildung visualisiert und zusammengefasst. Im folgenden Teilkapitel werden die Erkenntnisse abschließend resümiert.

chronisch **PRÄ**	chronisch **PERI**	chronisch **POST**	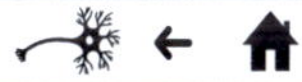
ELS In der Schwangerschaft	**ELS** Entwicklungs-abhängige Erfahrungen bei FG	**ELS** Trennung Familie / Mutter	**Umgebungsveränderung** Angereicherte Umgebung, Training Umgang mit Kindern
Mychasiuk et al., 2012 Strukturelle und funktionelle Beeinträchtigungen im Hippocampus ***Jugendalter***	**Quesada et al., 2014** Vermutlich Störungen des Hippocampus ***6- bis 10-jährige Kinder***	**Bock et al., 2003** Strukturelle Veränderungen und funktionelle Ineffizienz im limbischen Systems u. PFC ***Jugendalter***	**Goshen et al., 2009** Verbesserung der LTP
Schwabe et al., 2012 Vermutlich Störungen im Hippocampus ***junges Erwachsenenalter***	**Chau et al., 2019** Strukturelle Beeinträchtigung des Hippocampus u. Amygdala, funktionelle Ineffizienz ***8-jährige Kinder***	**Ivy et al., 2010** Funktionelle und strukturelle Veränderungen im Hippocampus	**Neville et al., 2013** Verbesserte Aufmerksamkeit im EEG, Senkung Verhaltens-problematik ***3- bis 5-jährige Kinder***
Yeh et al., 2012 Funktionelle Beeinträchtigung im Hippocampus ***bis ins junge Erwachsenen-alter***		**Dalle Molle et al., 2012** Strukturelle Veränderung Hippocampus, funktionelle Ineffizienz ***Jugend- und Erwachsenenalter***	
Sowa et al., 2015 Funktionelle Beeinträchtigung Motorkortex ***im Erwachsenenalter***		**Hodel et al., 2015** Strukturelle Veränderung im Hippocampus und Amygdala ***Jugendalter***	

Zusammenfassung

1. **Pränataler chronischer ELS** kann normale Gehirnentwicklung beeinträchtigen, wodurch ggf. von Geburt an adaptive neuroplastische Prozesse gestört verlaufen können.
2. **Pränataler chronischer ELS** kann bei genügend Erholungszeit zu effizienter LTP nach der Jugendzeit führen.
3. **Prä-, peri- und postnataler chronischer ELS** kann zu ungünstigen, strukturellen und funktionellen neuroplastischen Veränderungen im Gehirn führen, die sich je nach Stressbedingung, Gehirnarealen und Probanden unterschiedlich schädlich in bestimmten Altersspannen ausprägen.
4. **Mögliche psychologische Folgeschäden von ELS:** Lern- und Gedächtnisstörungen sowie psychische Auffälligkeiten bzw. Störungen in verschiedenen Altersspannen.
5. **Zielgruppe:** ELS erhöhtes Risiko für psychische Auffälligkeiten bei Drei- bis Elfjährigen.

1. Förderung Aufmerksamkeit
2. Senkung Verhaltens-problematik
3. Verbesserte Lern- und Gedächtnisleistung

akut **POST**

ELS Trennung Familie / Mutter

Bock et al., 2003 Funktionelle Ineffizienz im limbischen System u. PFC ***Kleinkindalter***	**Katz et al., 2009** Strukturelle und funktionelle Veränderung im PFC ***Erwachsenenalter***	**Van Derks et al., 2016** LTD Hippocampus ***Kleinkindalter*** LTP Hippocampus ***ab Jugendalter***	**Sarabdjitsingh et al., 2017** Subtile strukturelle Verkleinerung in Teilen des PFC u. weißer Substanz Hippocampus ***Erwachsenenalter***

Zusammenfassung

1. Erkundungsverhalten bis ins Jugendalter.
2. Erwachsenenalter besserer Umgang mit Belastung/Coping.
3. Lernschwierigkeiten im Kindesalter, die sich ab dem Jugendalter auflösen.

Abb. 4.1: Darstellung der Studienergebnisse

4.3 Zusammenfassung: Wie Early Life Stress das Gehirn beeinflusst

Die Ergebnisse der Literaturanalyse bestätigen die im Kapitel 3 vermutete Schädigung der Gehirnentwicklung durch frühe Stresserfahrungen. Insbesondere das ELS-Ereignis selbst, dessen Qualität und Quantität sowie der Entwicklungszeitraum sind entscheidend dafür, ob sich Gehirnstrukturen an Situationen anpassen können und zu einer gesunden Entwicklung beitragen oder ob es zu einem störenden Mechanismus kommt, der Fehlschaltungen oder ineffiziente Übertragungsprozesse evoziert. Involviert sind u. a. das Hormonsystem und die genetische Veranlagung einer Person.

Welche Wirkung Early-Life-Stress-Erfahrungen, begrenzt auf die pränatale Lebensphase bis hin zum Alter von drei Jahren, auf neuroplastische Prozesse im kindlichen Gehirn haben können, kann aufgrund der Literaturrecherche und der Einbeziehung genannter Studien wie folgt beantwortet werden:

Psychosozialer ELS, der pränatal und bis zum dritten Lebensjahr in Verbindung mit den analysierten Merkmalsereignissen steht, kann bei chronischem Auftreten mit kurzen zeitlichen Abständen determinierend auf sowohl fehlerhafte funktionelle als auch strukturelle neuroplastische Prozesse bestimmter Lernareale des sich entwickelnden Gehirns wirken. Daraus kann eine ineffiziente Informationsverarbeitung (LTP/LTD) an den Synapsen resultieren oder Fehlschaltungen im Nervennetz veranlasst werden. Gleiches gilt für das Ausbleiben von erfahrungserwartenden Reizen während der ersten Lebensjahre, die sich vor allem in Volumenrückständen bzw. -rückbildungen zeigen. Das Stresshormonsystem sowie genetische Faktoren tragen zum Ausprägungsgrad bei. Betroffen sind u. a. die Gehirnareale des limbischen Systems, im Speziellen der Hippocampus, die Amygdala sowie der Präfrontale Cortex. Grundsätzlich zeigt sich bei dieser Art des ELS ein hohes Risiko für einen schädigenden Verlauf, der von Bedingung und Entwicklungszeitraum abhängt. Dieser kann sich bei Drei- bis Elfjährigen in Lern- und Gedächtnisstörungen sowie psychischen Auffälligkeiten zeigen. Ferner können sich die Folgen bis ins Jugend- und

Erwachsenenalter erstrecken, wobei eine Manifestation von psychischen Störungen denkbar ist.

Bezüglich psychosozialem ELS, der akut oder chronisch mit ausreichend langen Erholungsphasen erfahren wird, kann erkannt werden, dass es hier gleichermaßen zu beschriebenen funktionellen und strukturellen Veränderungen kommen kann. Allerdings werden psychische Auffälligkeiten hierbei ausschließlich im Kleinkindalter vermutet. Anders als bei chronischem ELS mit wenig Erholungszeit verläuft sich die Symptomatik im Jugend- und Erwachsenenalter. Hierdurch kann mit einem geringen Risiko für das Aufkommen eines psychischen Krankheitsbildes im Jugend- und Erwachsenenalter gerechnet werden. Insgesamt können die Hinweise bezüglich geschlechtsspezifischer Unterschiede als rudimentär interpretiert werden, wodurch für die vorliegende Arbeit keine Stellungnahme vorgenommen wird.

Es ist davon auszugehen, dass strukturelle und funktionelle Anpassungen in einer direkten Wechselbeziehung stehen, was nicht den Anschein entstehen lassen soll, dass ausschließlich Positivkorrelationen vorliegen. Aus der Analyse geht hervor, dass sowohl positive als auch negative Korrelationen vorliegen, die u. a. von den Gehirnbereichen selbst sowie dem Entwicklungszeitraum und ELS-Ereignis abhängen. Beispielsweise muss eine Volumenzunahme nicht gleichermaßen eine effiziente Informationsverarbeitung bedeuten. Hieraus wird auch ersichtlich, wie komplex die neuroplastischen Veränderungen bei diversen ELS-Erfahrungen sind, wodurch keine generellen Aussagen zur Entwicklungsrichtung der NP getroffen werden können (vgl. Anhang B). Aufgrund der Ergebnislage kann die Entstehung von psychischen Auffälligkeiten im Sinne von ELS am Vulnerabilitäts-Stress-Bewältigungsmodell erklärt werden. Dies wird in der nachfolgenden Abbildung dargestellt.

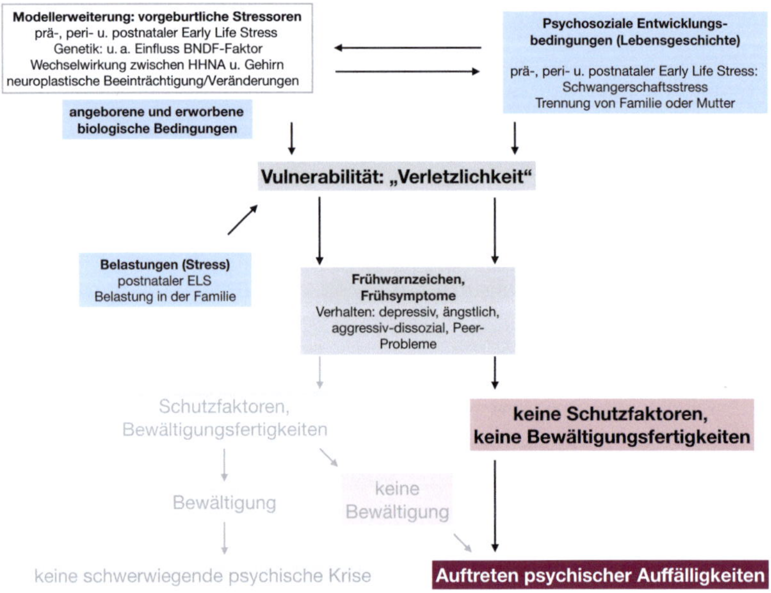

Abb. 4.2: Entstehung psychischer Auffälligkeiten bei Kleinkindern (vgl. Jensen et al., 2010, zit. n. Hammer; Plößl, 2015, S. 17)

Der Abbildung kann entnommen werden, dass sich ELS auf biologische und psychosoziale Entwicklungsbedingungen auswirkt und eine erhöhte Vulnerabilität bedingen kann, was bei nachgeburtlicher Belastung wiederum zum Auftreten erster Frühwarnzeichen in Hinblick auf das Verhalten beim Kind führt. Sind in diesem Fall keine nötigen Schutzfaktoren vorhanden, können sich unter den bisher geschilderten Bedingungen psychische Auffälligkeiten ergeben. Die Erkenntnisse verhelfen zur Generierung eines Entwicklungsprogrammes, das präventiv zur Senkung der Verhaltensproblematik eingesetzt werden kann. Die Skizzierung dieses Programms wird im Folgenden vorgenommen.

4.4 Handlungsempfehlung: Entwicklungsprogramm FORMBAR

Das vorliegende Kapitel beabsichtigt aufgrund der vorgestellten Ergebnisse die Generierung eines Vorschlages für ein Präventionsprogramm. Zunächst werden Grundlageninformationen erläutert und im Anschluss eine grobe Gestaltungsoption für ein deutschlandweit einsetzbares Entwicklungsprogramm gegeben.

4.4.1 Ausgangspunkte Entwicklungsprogramm

Ziel: Aus der Ergebnislage und dem VBSM geht hervor, dass Umwelterfahrungen - im Speziellen psychosozialer ELS - als wesentlicher Prädiktor wirken und die Gehirnentwicklung frühzeitig massiv einschränken können. Auf der anderen Seite zeigen die Resultate, dass die Fehlentwicklungen keine bleibende Entwicklungsstörung zur Folge haben müssen, denn durch Veränderungen im Lebensumfeld kann diesen entgegengewirkt werden. Mit diesem Grundgedanken wird im weiteren Verlauf ein Entwicklungsprogramm skizziert, welches das Ziel verfolgt, durch Anpassungen im Umfeld des Kindes die Prävalenz psychischer Auffälligkeiten zu senken und eine gesunde Entwicklung zu fördern. Um einen möglichst großen Effekt zu erzielen, ist ein Entwicklungsprogramm von Vorteil, welches sich über den familiären Kontext hinaus erstreckt und dadurch eine ganzheitliche Förderung des Kindes bis zum Übergang ins Schulalter intendiert. Bock et al. sehen in der frühen Förderung der Hirnstrukturen die Grundlage für Lernleistungen und emotionale Kompetenzen (vgl. Bock et al., 2003, S. 56). Sie führen zur Entwicklung der geistigen Fähigkeiten (vgl. Pauen, 2004, S. 522). Eine frühe Förderung ist vorteilhaft, da das kindliche Gehirn eine höhere Plastizität aufweist (vgl. Jäncke, 2014, S. 229).

Ansatzpunkte: Im Sinne des VSBM kristallisieren sich fünf Aspekte heraus, bei denen der Einsatz von Präventionsmaßnahmen sinnvoll erscheint. Es handelt sich dabei um **(1) die biologischen** und **(2) psychosozialen Bedingungen** sowie **(3) das Aufkommen von Belastungen**, **(4) die Wahrnehmung von Frühwarnzeichen** und **(5) die Generierung von Schutzfaktoren**.

Damit diese Aspekte qualitativ gut greifen, sollten sie als Ansatzpunkte für Primär- und Sekundärpräventionen herangezogen werden.

Zielgruppe: Die Präventionsmaßnahmen sollten zunächst für alle schwangeren Frauen infrage kommen. Abgrenzungen finden ab dem Zeitpunkt statt, ab dem vermutlich von einer frühzeitigen klinischen Entwicklungsstörung des Kindes gesprochen werden kann. Hier bedarf der Schweregrad der Entwicklungsstörung einer Inanspruchnahme von Frühförderungsprogrammen. Im Gegensatz dazu bietet sich über den postnatalen Zeitpunkt hinaus eine unbegrenzte Teilnahme für jene Familien an, deren Kinder aufgrund der Auswirkungen von ELS einem erhöhten Risiko ausgesetzt sind, an psychischen Auffälligkeiten zu erkranken. Gleichermaßen können Familien einbezogen werden, deren Kinder keinen ELS erfahren haben. Da das Programm eine gesunde Entwicklung des Gehirns beabsichtigt, spricht es im Sinne der vorliegenden Arbeit zwar primär die Risikogruppe an, schließt dennoch nicht jene Gruppe aus, die keinem Risiko unterliegt. Dies stellt einen Vorteil dar, da beide Gruppen ohnehin in (vor-)schulischen Einrichtungen zusammentreffen. Demnach wird beiden Kindergruppen ein gesunder Entwicklungsverlauf ermöglicht, wodurch eine breitere Masse von der Umsetzung des Programmes profitieren kann und sich das Programm in die vorhandene Verteilungsstruktur des aktuellen (Vor-)Schulsystems integrieren kann.

Entwicklungszeitraum: Der Analysezeitraum **ab der Pränatalphase bis zum Alter von drei Jahren** stellt einen entscheidenden Erkenntnisgewinn dar, da ersichtlich wird, dass die Gehirnentwicklung des Kindes nicht ausschließlich zu einem Zeitpunkt, sondern über einen weitreichenden Zeitrahmen von der Umwelt gestört werden kann. Deswegen wird ein Ansatz von Präventionsmaßnahmen über einen langen Zeitraum hinweg als erfolgsversprechend angesehen. Es sollte eine langjährige Unterstützung für Familien und Kinder veranlasst werden, die zur Entstehung eines stabilen Fundamentes für die Gehirnentwicklung entscheidend beitragen kann und sich über eine längere Periode erstreckt. Eine Laufzeit bis zum Übertritt in das Schulalter ist ratsam, da neuroplastische Prozesse gerade in den ersten Lebensjahren stark durch die Umwelt beeinflusst werden können und Präventionsmaßnahmen einen stabilen positiven Wirkungsverlauf vermuten lassen. Eine präzise Zeitdiskussion wäre an dieser Stelle zu umfassend und sollte bei möglicher Konkretisierung des Vorschlages festgelegt werden.

Präventionszeitraum: Die Primärprävention kann hinsichtlich des VSBM unter den Punkten angeborene und erworbene sowie psychosoziale Faktoren zum Einsatz kommen. Durch Vorsorgeinterventionen kann das Risiko gesenkt werden, überhaupt eine psychische Auffälligkeit und eine ggf. damit verbundene Lernstörung zu entwickeln und gleichermaßen kann eine gesunde Entwicklung gestärkt werden. Die Sekundärprävention bezieht sich gleichermaßen auf die psychosozialen Faktoren und fokussiert sich darüber hinaus auf die Erkennung der Frühwarnzeichen und der Entwicklung von Schutzfaktoren. Sie setzt an der Stelle an, an der die Vorsorgemaßnahmen ungenügend erfolgreich waren, oder unterstützt die bisher optimal verlaufene Gehirnentwicklung. Durch die Abdeckung des breiten Zeitraums kann ein größerer Interventionserfolg vermutet werden.

Settings: Der Fokus auf das **familiäre** und das **(vor-)schulische Setting** wurde bereits begründet. Beide Settings sind im Sinne der Thematik wesentlich, um die Prävalenz von psychischen Auffälligkeiten zu senken. Präventionsmaßnahmen können innerhalb der Settings an diversen Punkten des VSBM ansetzen und tragen zu einer ganzheitlichen gesunden Entwicklung bei. In erster Linie werden je nach Entwicklungszeitpunkt und Interventionsmaßnahme Mütter und Väter einbezogen. Ab dem Besuch (vor-)schulischer Einrichtungen werden Erzieher/-innen involviert und ab dem Schulstart Lehrkräfte.

Programminhalte: Die verschiedenen Präventionsmaßnahmen bedürfen der Entwicklung eines einheitlichen Grundkonzeptes, welches sich inhaltlich auf das bereits genannte Ziel beruft. Das Konzept gilt als Richtlinie, nach deren Intention sich die weitere Gestaltung der unterschiedlichen Interventionen zu den jeweiligen Entwicklungszeiträumen ausrichtet. Die Beteiligung von Fachexperten sowie Gesundheitsinstanzen, u. a. Psychologen, Lehrkräften, Public Health etc., an der Generierung des Konzeptes ist erforderlich. Für die vorliegende Arbeit wird dieser Punkt ausschließlich erwähnt und nicht vertieft darauf eingegangen, da die Umsetzung zeit- und kostenintensiv ist und das Ausmaß der Ausarbeitung überschreiten würde.

4.4.2 Umsetzungsvorschlag Entwicklungsprogramm

Die Ablaufplanung wird nach chronologischem Entwicklungszeitraum in Programmteilen vorgestellt. Es werden zunächst primärpräventive Maßnahmen im vorgeburtlichen Zeitraum erläutert, die in das Folgekapitel der postnatalen Phase übergehen und abschließend durch Sekundärmaßnahmen ergänzt werden. Schließlich wird das Programm durch eine Grafik visualisiert.

Primärprävention: vorgeburtlicher Entwicklungszeitraum

Im Sinne der Primärprävention können Maßnahmen formuliert werden, die auf die biologischen und psychosozialen Bedingungen Einfluss nehmen und dadurch bereits frühzeitig optimale äußere Bedingungen schaffen, die zu einer gesunden Gehirnentwicklung beitragen können.

Programmteil I.: Schwangerschaft

Im Rahmen der Gesundheitskommunikation kann ein eintägiger **(1) Workshop** für Frauen zum Schwangerschaftsbeginn eingerichtet werden. Ziel der Veranstaltung soll sein, Wissen und vor allem Bewusstsein über den Zusammenhang von äußeren Einflüssen auf die kindliche Gehirnentwicklung zu generieren. Inhaltich sollen die Frauen über den in Kapitel 3.3.2 (Bedeutung und Folgen für die Gehirnentwicklung) erläuterten Entwicklungsprozess des kindlichen Gehirns aufgeklärt werden. Gleichermaßen gilt es ein Bewusstsein dafür zu schaffen, dass die Gehirnentwicklung pränatal und in den ersten Lebensjahren wegen ihrer hohen Plastizität ebenso anfällig für schädliche Umstände ist. Diesbezüglich werden u. a. Stress und Spannungen in Familien als Risikofaktor näher beleuchtet und anschließend in Gruppeninteraktionen diskutiert. Hierbei wird ebenso auf die Schnittstelle von Stress und Gesundheit eingegangen.

Im Workshop sollen auch Negativbeispiele genannt werden, damit ein Verständnis für mögliche Folgen hergestellt werden kann. Hier gilt es, ein angemessenes Ausmaß zu berücksichtigen, da die Frauen nicht verunsichert oder besorgt nach Hause gehen sollten. Insgesamt sollte der Fokus dennoch darauf liegen, die eigenen Fähigkeiten dahingehend einsetzen zu können, dass durch Anpassungen in der Umwelt die Entwicklung des Kindes nicht gestört wird.

Abschließend werden Praxisempfehlungen vorgeschlagen, die den Schwangeren helfen können, riskante Verhaltensweisen zu erkennen und zu umgehen. Denkbar sind u. a. die Durchführung von Entspannungsübungen sowie die Handhabung von familiären Belastungssituationen. Damit die Frauen zu jedem Zeitpunkt auf Hilfe von Fachleuten zurückgreifen können, werden ihnen Kontaktdaten zur Verfügung gestellt. Der Vortrag zur Gehirnentwicklung sollte mit Videomaterial unterstützt werden, welches den Inhalt visualisiert und die Betroffenen sich dadurch mit dem in ihrem Körper ablaufenden Prozess identifizieren können. Von einer reinen Vortragssituation wird abgesehen, da sich ein Workshop im Weiteren dazu anbietet, Raum für die individuellen Gegebenheiten der Schwangeren zu schaffen, diese zu besprechen und im Rahmen des beabsichtigten Programmzieles einzuschätzen. Für die Frauen kann die aktive Auseinandersetzung mit der eigenen Situation einen größeren Lerneffekt dahingehend bedeuten, dass sie die Inhalte auf ihren Alltag übertragen können.

Als weitere Interventionsmaßnahme sollte eine **(2) Trauma-Begleitung** für jene schwangeren Frauen zur Verfügung stehen, die, wegen unvorhersehbar schwerwiegender Ereignisse, vermutlich einer chronischen Stressbelastung für den Rest der Schwangerschaftszeit ausgesetzt sind. Darunter kann beispielsweise der Verlust des Partners verstanden werden. Wöchentliche Coaching-Gespräche mit einer Psychologin/einem Psychologen sollen dazu verhelfen, Coping-Strategien zu entwickeln, die für den Umgang mit der Belastung hilfreich sind. Darüber hinaus wäre es sinnvoll, über ein Notfalltelefon 24 Stunden am Tag psychologische Hilfe erhalten zu können.

Primärprävention: nachgeburtlicher Entwicklungszeitraum

Ab der Geburt des Kindes können Primärpräventionen an denselben Aspekten wie bereits bei dem vorgeburtlichen Entwicklungszeitraum beschrieben ansetzen, die je nach Programmperiode ausschließlich Eltern, Eltern und Kinder oder ebenso Erziehungsbeauftragte einbeziehen. Die nachfolgenden Programmzeitpunkte gehen sukzessive ineinander über, sodass Eltern und Kinder eine kontinuierliche Begleitung bis zum Eintritt in die Schulzeit erfahren. Der Übergang zu sekundärpräventiven Maßnahmen wird nach Erläuterung der Programmzeitpunkte aufgegriffen, da sich diese ausschließlich bei Bedarf in den Ablauf eingliedern.

Programmteil II.: Elternzeit

Bei Frühgeburten sollte eine **(3) intensivere Begleitung** der Eltern durch Fachpersonal vollzogen werden. So lernen die Eltern, durch welche Umgangsformen sie die Entwicklungsprozesse positiv beeinflussen können, trotz der geringeren Kontaktmöglichkeiten im Vergleich zu Normalgeburten.

Nach der Geburt des Kindes ändert sich das Leben der Eltern, unabhängig von einer Früh- oder Normalgeburt. Die Unsicherheiten im Umgang mit der neuen Lebenssituation können zu Konflikten führen. An dieser Stelle bietet es sich an, die im Programmteil I. besprochenen Konflikte bzw. Stresssituationen erneut aufzugreifen. Für beide Elternteile wäre es sinnvoll, ab der zweiten Lebenswoche des Kindes ein eintägiges **(4) Kommunikationsseminar** zu besuchen, indem sie sich über die Bedeutung übermäßiger Spannungszustände für die Entwicklung des Kindes bewusst werden und passende Konversationsformen einüben können, die als Copingstrategien greifen. Die Eltern bringen hier bereits zweiwöchige Eltern-Erfahrungen mit, was für realistische Fälle in Rollenspielen genutzt werden kann. Im Wesentlichen sollte es ebenso darum gehen, sich in die Rolle seines Gegenübers versetzen zu können und sich selbst zu reflektieren, damit das gegenseitige Verständnis wächst und die psychosozialen Spannungen verringert werden können.

Des Weiteren sollte es nach der Geburt einem Elternteil ermöglicht werden, sich regelmäßig ab dem ersten Lebensmonat in **(5) Spielgruppen 1.0** mit anderen Eltern und deren Kindern zu treffen. Diese Treffen sollten von einer für das Entwicklungsprogramm ausgebildeten Fachkraft moderiert werden. Vorteilhaft kann es sein, wenn dies durch Erzieher/-innen übernommen wird, die jenes Konzept ebenso im späteren Vorschulalltag nutzen können. Die Kinder sind bei den Sitzungen anwesend, da gerade ein entwicklungsförderlicher Umgang mit ihnen in den Spielphasen erklärt und erprobt werden kann. Zunächst werden wesentliche Informationen über die derzeitige Entwicklungsphase des Kindes gegeben. Hinsichtlich der Gehirnentwicklung ist es wesentlich zu klären, welche Reize diese fördern oder schädigen und ab welchem Ausmaß der Reizdarbietung eine Entwicklungsschädigung hervorgerufen werden kann. Im Austausch miteinander äußern die Eltern ihre alltäglichen Sorgen, die durch die Moderatorin/den Moderator genommen werden sollen. Daneben bietet diese Austauschform die Möglichkeit zur Generierung einer Ideenvielfalt, welche hilfreich in Hinblick auf die Schaffung eines optimalen Lebensumfeldes sein kann. Vor allem werden die Eltern in den sogenannten Spielphasen dahingehend unterrichtet, mit dem Kind richtig umzugehen, indem sie Tipps erhalten und unmittelbar ausprobieren können. Sie sollen ein Gefühl für die Intensität hinsichtlich Eltern-Kind-Kontakt, Allein-Spielphase, Reizdarbietung etc. entwickeln und Selbstvertrauen in ihrer Elternrolle gewinnen. Die regelmäßigen Gruppensitzungen stabilisieren die Handlungssicherheit der Eltern und kommen der Entwicklung des Kindes zugute.

Ob die Treffen im wöchentlichen Abstand oder mit Zunahme des Alters in größeren Abständen durchgeführt werden, muss im Rahmen der oben genannten Konzeptualisierung unter Expertenmeinungen ausgearbeitet werden. Prinzipiell ist es wegen der hohen Plastizität im kindlichen Gehirn ratsam, die Treffen anfänglich in kürzeren Abständen zu halten, um die Entwicklung optimal aufzufangen. Bei genügend großen Gruppen in Tagesstätten, die ebenso Babys betreuen, kann das Programm evtl. dort in den Ablauf integriert werden. Bis zum Alter von drei Jahren kann die Häufigkeit der Zusammenkünfte nach und nach reduziert werden. Die Eltern haben vermutlich eine gute Ausgangsbasis, wodurch sich nach dem ersten Lebensjahr eine Handlungssicherheit eingestellt hat. Zudem beginnt das Kind sich mitzuteilen, was hilft, sein Verhalten zu interpretieren und passend darauf zu reagieren.

Programmteil III.: Vorschulzeit

In der Vorschulzeit (d. h. im Kindesalter von drei bis sechs bzw. sieben Jahren) sollte das Programm in den Ablauf der **(6) vorschulischen Einrichtung** implementiert und an die Eltern kommuniziert werden. Die im vorhergehenden Programmteil genannte Fachkraft ist im Idealfall in diesem Setting die Erzieherin/der Erzieher des Kindergartens selbst, die/der nach den Konzeptrichtlinien ausgebildet wurde, diese im Vorschulalltag umsetzt und den Eltern in einer Informationsveranstaltung erklärt.

Im Weiteren ist es sinnvoll, wenn die oben erwähnten Zusammenkünfte (Spielgruppen 1.0) in **(7) Spielgruppen 2.0** übergehen. Im Rahmen des Kindergartenalltages ist es denkbar, Eltern in abgesprochenen Abständen wiederum zu einem Workshop einzuladen. Anders als in vorhergehenden Gruppenzusammenkünften wird der Workshop zunächst ohne Kinder stattfinden. Beginnend mit Informationen zur Entwicklungsphase werden Erfahrungen zu täglichen Herausforderungen mit den Kindern geteilt und durch die Erzieherin/den Erzieher Handlungsempfehlungen gegeben und eingeübt. Im Anschluss kann es sinnvoll sein, die Eltern im Kindergartenalltag zur Spielzeit einzuladen und dies als Coachingphase wahrzunehmen. Die Eltern sollen lernen, die Entwicklungsphasen zu verstehen und die Bedürfnisse der Kinder zu erkennen. Den Kindern werden hierdurch psychosoziale Umwelterfahrungen dargeboten, die ihre Entwicklung und dadurch gleichermaßen ihre Lernprozesse unterstützen.

Programmteil IV.: Schulstart

Wie aus den Ergebnissen der KiGGS-Studien ersichtlich wird, gilt der Übergang ins Schulalter als kritischer Entwicklungszeitraum. Deshalb ist eine weiterführende ganzheitliche Begleitung der Kinder in den Schulalltag sinnvoll. In dieser Phase sollte eine **(8) Informationsveranstaltung** für Eltern abgehalten werden, die im ersten Teil den Eintritt in die Schule aus

Perspektive der Kinder darstellt. Dementsprechend wird deutlich, dass sich der Übergang als Belastungssituation für das Kind herausstellt und entsprechend ungünstig auf neuroplastische Prozesse einwirken kann. Die Lehrkräfte werden geschult, mögliche Frühwarnzeichen wahrzunehmen, und erklären den Eltern, wie sich diese im Verhalten äußern, sodass sie gleichermaßen im Familienumfeld erkannt werden können.

> *Anmerkung:* Die weitere Handhabung bei auffälligem Verhalten wird im Programmteil *Sekundärprävention: nachgeburtlicher Entwicklungszeitraum* aufgegriffen.

Im zweiten Teil der Veranstaltung wird entsprechend den anderen Programmteilen erklärt, auf welchem Entwicklungsstand das Kind zum Schuleintritt ist und wie dieser prozessual weiter verlaufen wird. Die Lehrkräfte stellen diesbezüglich ein am Konzept orientiertes Unterrichtsprogramm vor, welches den Kindern durch die dargebotene Lernform des Umfeldes ermöglicht, sich optimal zu entwickeln. Denkbar ist hier ein Unterrichtsplan, der sich nicht täglich an strikten Inhalten festhält, sondern der periodisch (etwa in Quartale aufgeteilt) einen Bezug zu aktuellen Geschehnissen in der Welt herstellt. Beispielsweise könnte die nächste Fußball-Weltmeisterschaft herangezogen werden, indem sie während ihres Ablaufes als Hauptthema im Unterricht fokussiert wird und als Unterkategorien mathematische, geografische, soziale, musikalische etc. Unterrichtseinheiten gestaltet werden. Verschiedene Landeshymnen können im Musikunterricht eingebaut, Länder können in Erdkunde besprochen, geschichtliche Daten der Länder herausgegriffen und z. B. die Größen von Spielfeldern im Mathematikunterricht berechnet werden. Die Interessen der Kinder können auf diese Weise vielseitiger berücksichtigt werden. Außerdem wird Raum für Kreativität geschaffen, wovon die individuelle Entwicklung jedes Kindes profitiert.

Gegebenenfalls können, anstatt eines klassischen Notensystems, symbolische Meilensteine erstellt werden, die von den Kindern erreicht werden können. Vermutlich kann dies die Belastungssituation und den Leistungsdruck reduzieren. Sollte ein Kind einen Meilenstein innerhalb des Quartals nicht erreicht haben, hat es wegen der flexiblen Unterrichtsgestaltung im folgenden Quartal die Möglichkeit, diesen noch zu erreichen. Hierdurch werden normale Unterschiede in der Entwicklungsschnelligkeit berücksichtigt, die sich im Laufe der Zeit ergeben und es entsteht keine Belastungssituation für das Kind. Die vorgestellte Methodik können die Eltern wiederum als Empfehlung für den Umgang im Alltag hernehmen, sodass das Kind von zu Hause gleichermaßen gefördert wird.

Die **(9) Unterrichtsgestaltung/-kategorisierung**, wie sie eben vorgestellt wurde, sollte sich über den gesamten Grundschulzeitraum erstrecken. Als eine neue Unterrichtskategorie kann die Beschreibung von und der Umgang mit Emotionen einbezogen werden, damit Kinder frühzeitig deren Bedeutung und Handhabung lernen. Beispielsweise können, um auf das Beispiel der Fußball-Weltmeisterschaft zurückzukommen, Wut- oder Freudenausbrüche von Fans eines Fußballvereins Anlass dafür geben. Da die Form der Einheiten sehr flexibel ist, kann ebenso darüber nachgedacht werden, zwei Lehrkräfte einzusetzen. Bei der zweiten Lehrkraft muss es sich dabei nicht zwingend um eine Fachkraft handeln. Es reicht beispielsweise eine Privatperson, die Leidenschaft für Musik, Mathematik etc. hat und dies an Kinder weitergeben will. Vermutlich können passionierte Personen durch ihre Ausstrahlung einen größeren Lerneffekt bei Kindern erzielen als Lehrkräfte, die zum Unterricht in bestimmten Fächern verpflichtet wurden. Die Lehrkraft beobachtet die Kinder und bespricht die Inhalte mit der Lehrpartnerin/dem Lehrpartner.

Wie sich das Kind entwickelt, kann während **(10) Elternabenden** besprochen werden. Diese verlaufen ebenfalls wie bei den *Spielgruppen 2.0* in zwei Einheiten. Erst wird die erwartete Entwicklung des Kindes in der jeweiligen Phase besprochen. Anschließend wird überlegt, wie diese Entwicklung auch zu Hause unterstützt werden kann. Die Lehrkraft gibt Tipps im Verhaltensumgang, die sich sowohl auf die Kommunikation als auch auf die Bedürfnisse des Kindes in Hinblick auf eine einfühlsame Eltern-Kind-Beziehung fokussieren. Mögliche Probleme können besprochen und je nach

Schweregrad entsprechende Handlungsempfehlungen gegeben werden, damit die gesunde Entwicklung des Kindes weiterhin besteht. Wenn sich im Rahmen der Primärprävention psychische Auffälligkeiten entwickeln, kann in allen Programmteilen ab der Geburt sekundär auf die Verhaltensweisen eingewirkt werden. Dies wird im nächsten Kapitel aufgegriffen.

> *Anmerkung:* Ideen zur Ausarbeitung eines entwicklungsförderlichen Konzeptes können sich ansatzweise am Lumiar-Konzept n. Ricardo Semler orientieren, welches die passende Darbietung von Umweltbedingungen zur Entwicklung des Kindes berücksichtigt (vgl. Lumiar, o. J.). Die Methode beinhaltet wesentliche Überlegungen, die auf die vorliegende Problemstellung Einfluss nehmen können. Eine weitere Verbindung mit den neurowissenschaftlichen Sichtweisen aus Eagleman und Brandt (vgl. Eagleman; Brandt, 2018) hinsichtlich der Gehirnentwicklung kann ebenso ratsam sein. Für die vorliegende Arbeit ist die genaue Ausarbeitung eines Programmes unter Einbeziehung der beiden Perspektiven zu umfassend und bedarf weiterer Forschung.

Sekundärprävention: nachgeburtlicher Entwicklungszeitraum

Werden bei Kindern in verschiedenen Programmteilen der Primärprävention psychische Auffälligkeiten bemerkt, ist es sinnvoll, im Rahmen des VSBM Maßnahmen zu entwickeln, die die sich abzeichnende Verhaltensproblematik kontrollieren können. Fundamental ist hierbei die **(11) Erkennung von Frühwarnzeichen**. Diese orientieren sich an den zu Beginn dieser Arbeit erwähnten psychischen Auffälligkeiten, welche als Vorboten von psychischen Störungen verstanden werden können. Die Auffälligkeiten werden während der Programmperioden sowohl durch Eltern als auch durch das jeweilige Fachpersonal observiert. Ein vorhandener Signalplan orientiert sich daran, ob das auffallende Verhalten als solches interpretiert werden kann. Die regelmäßigen Zusammenkünfte bieten eine Möglichkeit zum Austausch von Eltern und Fachkräften.

Wird die jeweilige Situation als kritisch eingestuft, erfolgt eine **(12) Maßnahmenplanung** mit einer Psychologin/einem Psychologen. Hier werden Maßnahmen formuliert, die das abnorme Verhalten mindern. Es werden verschiedene Ausgangspunkte besprochen, die das Auftreten bedingen können. Im VSBM bezieht sich dies auf psychosoziale Bedingungen, d. h. Negativerfahrungen im Elternhaus sowie anderweitige Stressbelastungen, die mit (vor-)schulischen Einrichtungen in Verbindung stehen können. Diesbezüglich werden Familien- und (Vor-)Schulumgebung vonseiten der Psychologin/des Psychologen observiert.

Nachdem ein ganzheitliches Bild über die Situation entstanden ist und sich Faktoren für das auffällige Verhalten herauskristallisiert haben, können Schutzfaktoren und Bewältigungsstrategien generiert werden. Diese können sich auf Umwelterfahrungen in der Familie beziehen. Beispielsweise können Familien in mehreren Feldsitzungen gecoacht werden. Dabei sollen die Familien lernen, ELS-Erfahrungen des Kindes zu minimieren, das Kind besser zu verstehen und die erlernten Strategien optimal in den Familienalltag einzubinden. Hierdurch kann die Vulnerabilität des Kindes herabgesetzt und ein Schutzfaktor generiert werden. In Hinblick auf Lehreinrichtungen kann die Psychologin/der Psychologe ihr/sein Gesamtbild an die Fachkraft kommunizieren, wodurch im Anschluss gleichermaßen Handlungsempfehlungen für dieses Setting ausgearbeitet werden. Beispielsweise kann bei depressiver Verhaltensauffälligkeit eines Kindes eine Unterrichtseinheit an einem Thema anknüpfen, das im Interesse des Kindes liegt. Um nochmal das Beispiel der Fußball-Weltmeisterschaft aufzugreifen: Malt das Kind gerne, dann können im Kunstunterricht Flaggen der Länder gezeichnet werden. Gegebenenfalls kann durch das Interesse am Thema das abnorm zurückhaltende Verhalten geschwächt werden, indem sich das Kind mittels einer Fähigkeit einbringt, für die es großes Interesse und/oder Talent zeigt. Ebenso kann der im Programmteil IV. beschriebene Umgang mit Emotionen durch das Erlernen von Bewältigungsfertigkeiten (Unterrichtsgestaltung/-kategorisierung) wieder aufgegriffen werden. Bei auftretender Verhaltensproblematik, wie beispielsweise aggressivem Verhalten gegenüber einem Schulkameraden, kann dies, ohne das Kind in den Mittelpunkt zu stellen, innerhalb des Fußball-Beispiels durchgenommen werden. Das Kind sollte bei der Einordnung der Emotionen und der Überlegung einer konstruktiven Verhaltensweise auf jeden Fall miteinbezogen werden.

Denkbar ist, dass durch die Umweltveränderungen eine Verbindung zum mesolimbischen System hergestellt wird, welches durch Belohnungslernen einen entscheidenden Beitrag zu einer gesunden Entwicklung leistet.

Die Maßnahmen werden nach festgelegtem **(13) Interventionszeitraum** evaluiert und auf Erfolg hin überprüft. Eventuell müssen Folgemaßnahmen veranlasst werden. Eine Gesamtübersicht des beschriebenen Programmes kann der nachfolgenden Abbildung entnommen werden.

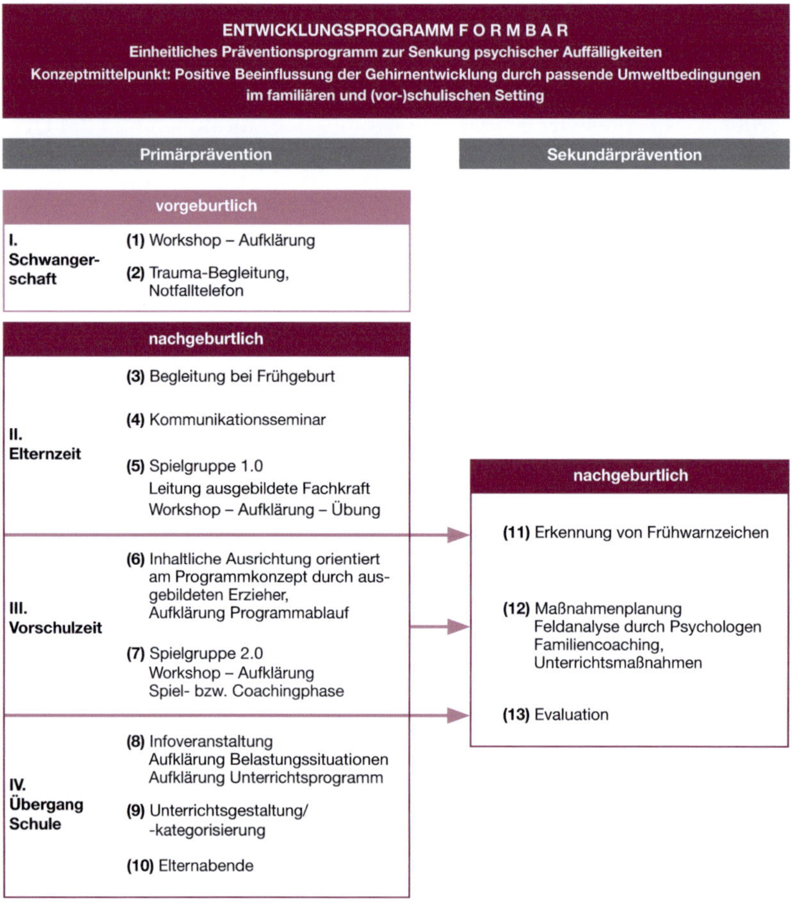

Abb. 4.3: Entwicklungsprogramm F O R M B A R

Abschließend ist es wünschenswert, wenn Programminhalte bzw. Informationen, je nach absolviertem Teil, in einem Onlinebuch zurückverfolgt werden können. Die staatliche Finanzierung des Programmes, inklusive der Einsatz von Fachpersonal, ist entscheidend. Die regelmäßige Teilnahme eines Elternteils kann gesichert werden, wenn mit dem Programm verbundene Fehlkosten am Arbeitsplatz kompensiert werden können. Wird das Programm so gestaltet, dass es deutschlandweit einheitliche Richtlinien berücksichtigt, kann eine Familie sogar nach einem Umzug am neuen Wohnort problemlos in das Programm an einem anderen Standort reintegriert werden. Ob das Programm in die pubertäre Lebensphase übertragen werden soll bzw. muss, ist abhängig vom Erfolg der bis hierhin beschriebenen Umsetzung. Dieser Entwurf unterscheidet sich von bereits bestehenden Programmen (vgl. PEKIP, 2019) dahingehend, dass er einheitlich und über einen längeren Zeitraum die Entwicklung des Kindes unterstützen soll, sodass sich eine geringere Vulnerabilität für äußere Einflüsse einstellt. Die damit in Verbindung stehenden Kosten für das Gesundheitssystem sollten als Investition für die Zukunft gesehen werden, die u. a. einen Rückgang psychischer Auffälligkeiten und Störungen in späteren Lebensabschnitten zur Folge haben kann. Darüber hinaus sind Kinder die Erwachsenen der Zukunft. Sie haben hohen Einfluss darauf, wie sich die Gesellschaft und Kultur entwickelt. Gesund funktionierende Denkprozesse sind diesbezüglich notwendig, um gesellschaftstaugliche Entscheidungen zu ermöglichen.

5 Diskussion: Begrenzungen der Untersuchung

Diskutiert werden kann der Transfer der genannten Studien und deren Ergebnisse auf die Zielgruppe und Fragestellung vorliegender Arbeit wegen ihrer einschlägigen Ausrichtung. In den meisten Studien wurden entweder neurobiologische oder psychologische Parameter gemessen, während die Berücksichtigung beider Variablen sinnvoll wäre, um die Wirkung sowohl auf Neuroplastizität als auch auf das Verhalten richtig interpretieren zu können und ein kohärentes Bild zu generieren. Ebenso kam es vor, dass ausschließlich neurobiologische Daten veröffentlicht wurden, obgleich Verhaltensbeobachtungen vorlagen. Des Weiteren muss bei Selbstauskünften, insbesondere wenn sie lange zurückliegen, mit Antwortverzerrungen gerechnet werden. Darüber hinaus sind in manchen Humanstudien Informationen zum Lebensumfeld der Teilnehmer/-innen teilweise lückenhaft, was für die Deutung der Neuroplastizität jedoch entscheidend ist. Weiters können die Untersuchungen am Tiermodell zwar mit den Entwicklungszeiträumen vom Menschen verglichen werden, sollten aber nicht als 1 : 1 übertragbar verstanden werden. Fraglich ist die Repräsentativität der Ergebnisse aus Humanstudien, deren Probanden vermutlich einen höheren sozioökonomischen Status haben. Auch hierdurch können die Resultate verzerrt werden. Beziehen sich die Ergebnisse auf eine ältere Zielgruppe als die der Drei- bis Elfjährigen, kann überlegt werden, inwieweit die eher genannte Rückprojizierung legitim ist. Daneben sind nicht alle Messzeitpunkte in den Studien genau angegeben. Die Forschergruppen haben diesbezüglich auf Anfrage nicht reagiert. Für die Beantwortung der Fragestellung war das kein Ausschlusskriterium, da es sich bei den Forschergruppen um bekannte Wissenschaftler/-innen handelt und das Studiendesign den wissenschaftlichen Anforderungen entspricht. Die Wirkungsrichtung von funktionellen und strukturellen neuroplastischen Vorgängen kann je nach Umweltbedingung unterschiedlich ausfallen und in sich divers korrelieren. Genauere Aussagen bedürfen einer weiteren Eingrenzung der Fragestellung.

Für den Rahmen der vorliegenden Arbeit waren die Ergebnisse ausreichend und konnten zur Beantwortung der Fragestellung beitragen. Bei Studien, die von einer Wiederherstellungsfähigkeit der LTP durch eine Umgebungsveränderung ausgehen, ist unklar, ob deren Störung stressinduziert ist. Fraglich bleibt, ob sich derselbe Mechanismus einstellt, wenn funktionelle und strukturelle Prozesse durch ELS gestört verlaufen sind. Andererseits bestätigen Studien eine verbesserte Lernleistung, nachdem die psychosozialen Umweltbedingungen verändert wurden, wodurch die Annahme entsteht, dass mehrere Faktoren durch die Maßnahmen im dargestellten Entwicklungsprogramm F O R M B A R erreicht werden können.

Neben der Ergebnisdiskussion soll ebenso das inhaltliche und methodische Vorgehen beurteilt werden. Es werden viele Merkmalsereignisse berücksichtigt sowie lange Entwicklungszeiträume, wodurch sich u. a. keine einheitlichen Ausprägungen der Neuroplastizität feststellen lassen konnten. Andererseits ermöglicht die Komplexität in Hinblick auf die Stressereignisse und der langen Analyseperiode die Einsicht, dass die NP bereits frühzeitig derartig anfällig für verschiedene Umweltbedingungen ist, dass es zu langjährigen Spätfolgen der Gehirnentwicklung kommen kann. Dies sollte wiederum Anlass zur Entwicklung eines ganzheitlichen Präventivprogrammes sein, das Eltern und Kinder langjährig unterstützt.

Positiv zeigt sich, dass die allgemeinen Ergebnisse zu einem Programm anregen, welches sowohl für von ELS Betroffene als auch für nicht betroffene Kinder umsetzbar ist und letztendlich eine Win-Win-Situation für die Beteiligten darstellen kann. Die Auswahl der Merkmalsereignisse ist wissenschaftlich belegt, die Umschreibung fällt eher kurz aus. Eine striktere Eingrenzung der Thematik kann zu einheitlicheren Ergebnissen führen, die konkretere Maßnahmen sowohl für den jeweiligen Ereignis- als auch den Entwicklungszeitraum ergeben können. Zugleich wird dadurch die Umsetzung eines einheitlichen Präventionsprogrammes für eine breitere Zielgruppe eher erschwert. Vermutlich ist die Unterscheidung des ELS im perinatalen Zeitraum nicht notwendig, da in beiden Bedingungen sowohl von wenig mütterlicher Zuneigung als auch von untersuchungsbedingten Schmerzen ausgegangen werden kann. Diskutabel ist, ob Schmerz als

ELS in einer separaten Literaturanalyse untersucht werden sollte, da er sich stark von anderen Ereignissen unterscheidet, wovon gleichermaßen die neuroplastischen Wirkungsrichtungen betroffen sein können. Die Erweiterung des VSBM begründet sich logisch, bedarf dennoch empirischer Prüfung. Die Arbeit berücksichtigt verschiedene Datenquellen, Autoren, Meinungen und theoretische Ausgangspunkte, wodurch die Triangulation bei der Erstellung berücksichtigt wurde.

Limitationen ergeben sich hinsichtlich der komplexen Thematik. Der Rahmen der vorliegenden Arbeit erfordert eine sinnvolle Eingrenzung, was dazu führt, dass Zusammenhänge zu anderen Konstrukten ausgeschlossen werden müssen, wenngleich sie unmittelbar an den beschriebenen Mechanismen beteiligt sind. Dazu zählt u. a. die Verbindung zu weiteren Hirnregionen. Dies wird in einem Studienbeispiel ersichtlich, welches sich auf motorische Bereiche bezieht, was ursprünglich in der Literaturanalyse ausgeschlossen wurde. Die Ergebnisse werden dennoch berücksichtigt, da sie sich in das Thema einfügen. Weitere Parallelprozesse, die nicht beachtet wurden, jedoch neuroplastische Mechanismen beeinflussen können, sind das Konstrukt Angst, die Verbindung der Körpersysteme mit dem Immunsystem sowie verschiedene Neurotransmittersysteme. Hier können vor allem hinsichtlich der Prozesse im mesolimbischen System (vgl. Kapitel 3.1.1) interessante Zusammenhänge erwartet werden. Fundamentale genetische Bedingungen wurden rudimentär beschrieben, aber dennoch aufgegriffen. Tiefergehende neurobiologische Themen mussten wegen des Übersteigens des Verständnisniveaus ausgeschlossen werden.

Gegebenenfalls können hierdurch wesentliche Erkenntnisse unberücksichtigt geblieben sein. Es ist zu überdenken, ob sich die Umsetzung eines einheitlichen Entwicklungsprogrammes realisieren lassen kann. Nicht zuletzt wegen Kosten- und Zeitgründen. Hierbei muss ebenso erforscht werden, ob das Programm greift, wenn es in Familien über die Spannungszustände hinaus zu Gewalttaten kommt oder klinische Krankheitsbilder bei den Eltern vorliegen.

6 Ausblick und Fazit

Um die Wirkung von Early Life Stress auf neuroplastische Vorgänge im kindlichen Gehirn auch zukünftig weiter erforschen zu können, bieten sich vorzugsweise Studien an, welche auch am Menschen vorgenommen werden. Erkenntnisreich sind zudem Langzeitstudien, die ELS ab dem Zeitpunkt der Schwangerschaft bis ins spätere Kindesalter untersuchen. Denkbar wären etwa Messzeitpunkte, die evtl. an bestehende Vorsorgeuntersuchungen in Deutschland gekoppelt werden können, damit sich der Mehraufwand für Familien gering verhält. Die Erhebung neurologischer, psychologischer wie auch psychosozialer Parameter berücksichtigt eine ganzheitliche Sichtweise und kann zum Erkenntnisgewinn beitragen, der sich im Speziellen auf den Einfluss von ELS bezieht und zur Generierung spezifischer Präventionsmaßnahmen verhelfen kann. Darüber hinaus tragen Studien auf epigenetischer Basis zu bedeutsamen Erkenntnissen bei, die u. a. Aussagen über die genetische Wechselwirkung zwischen Person und Umwelt untersuchen. An dieser Stelle kann eine Vielzahl an Vorschlägen für die weitere Forschung genannt werden, was auf der anderen Seite den Rahmen der Arbeit überschreitet. Deshalb wird im Folgenden auf die Realisierung des vorgestellten Forschungsprojektes F O R M B A R eingegangen, welches vermutlich am effektivsten für die geschilderte Problematik greifen kann.

Early Life Stress stellt zwar den Fokus der vorliegenden Arbeit dar, dennoch muss berücksichtigt werden, dass ebenso andersartige Umwelteinflüsse auf die Gehirnentwicklung des Kindes einwirken, die psychische Auffälligkeiten bedingen können. In Hinblick auf das Zusammenleben innerhalb der Familie wird es als sinnvoll erachtet, nicht ausschließlich Ergebnisse aus der (frühen) Stressforschung näher zu untersuchen, die dann ausschließlich Präventionen für diese Zielgruppe zulassen. Andererseits kann eine hohe Diversität an Forschungsrichtungen dazu führen, dass sich kein einheitlicher Ausgangspunkt schaffen lässt. Damit eine breite Zielgruppe risikobehafteter Kinder erreicht werden kann, wird vorgeschlagen, das Umfeld des Kindes frühzeitig so zu gestalten, dass sich gesunde Lernprozesse entfalten können und die Gehirnentwicklung positiv verlaufen kann. Diesbezüglich scheint es erfolgsversprechend, das in Kapitel 4.4 vorgestellte Programm für Eltern und Kinder zu entwickeln und auch nicht-risikobehaftete Familien anzusprechen, bei welchen aus medizinischer Sicht eine gesunde Entwicklung möglich ist und keine ELS-Erfahrungen vorliegen.

Zunächst kann anhand von Literaturanalysen exploriert werden, wie sich die Entwicklungsphasen unterscheiden, was sie zum jeweiligen Zeitpunkt benötigen und wie dies erreicht werden kann. Daraufhin können die Ergebnisse mit dem o. g. Lumiar-Konzept und den neurowissenschaftlichen Erkenntnissen aus Eagleman und Brandt (2018) in Bezug gebracht und von Experten in ein Konzept übertragen werden. Dieses und die Weiterbildung der jeweiligen Fachkräfte in den verschiedenen Teilen sollten in Pilotstudien getestet werden. Als Kontrolle gelten sowohl die eingangs genannten Ergebnisse neuer Messinstrumente aus den Vorsorgeuntersuchungen, die Verhaltensbeobachtungen der Kinder, die im gewöhnlichen (Vor-)Schulalltag involviert sind, sowie neurologische Messungen. Die Tatsache, dass nicht zwischen sozioökonomischem Status und Risikogruppen unterschieden werden muss, ist von Vorteil bei der Übertragung auf ein einheitliches Entwicklungsprogramm.

Folgendes Fazit lässt sich nun ziehen: Der Mensch steht in einer Wechselbeziehung mit sich und der Umwelt. Innerhalb dieser Beziehungen tragen Erfahrungen jeglicher Art einen wesentlichen Teil dazu bei, wie sich der Mensch entwickelt und verhält. Dieses Zusammenspiel ist entscheidend dafür, ob die Weichen für eine gesunde Entwicklung oder für die Entstehung eines psychischen Krankheitsbildes gestellt werden. Die vorliegende Arbeit konnte aus einer biopsychosozialen Perspektive zeigen, dass bereits frühzeitige Stresserfahrungen eine schädigende Wirkung auf die Entwicklung von Kindern haben und sich folglich bis ins Erwachsenenalter erstrecken können. Genauer weisen die Ergebnisse darauf hin, dass psychosozialer Early Life Stress innerhalb der Familie die Nervennetzausprägung im Gehirn beeinflusst. Dabei wurden ELS-Erfahrungen im prä-, peri- und postnatalen Entwicklungsstadium bis hin zum dritten Lebensjahr analysiert. Die Folgen davon können in unterschiedlichen strukturellen und funktionellen Veränderungen des Gehirns sichtbar werden und machen sich auf der Verhaltensebene u. a. durch Störungen in der Lernfähigkeit bemerkbar. Letztere können schließlich mit der Prävalenzrate von psychisch auffälligen Drei- bis Elfjährigen in Verbindung gebracht werden.

Abhängig von Stressart, -intensität und individuellen Gegebenheiten wie u. a. der genetischen Veranlagung nehmen die Veränderungen in bestimmten Hirnarealen unterschiedliche Verläufe an. Dies kann ein Grund dafür sein, weshalb bei der Beantwortung der Fragestellung keine aussagekräftigen Ergebnisse hinsichtlich des Geschlechtes getroffen werden konnten. Trotz der komplexen Wirkungsverläufe kristallisieren sich dennoch zwei einheitliche Gegebenheiten heraus, die als Grundlage von Präventionsmaßnahmen herangezogen werden können. Zum einen rufen chronische Stresseinflüsse eine Störung der neuroplastischen Mechanismen in bestimmten Hirnarealen hervor, wodurch sich, unabhängig von deren verschiedenen Verläufen, Lernstörungen ergeben können. Zum anderen konnte erkannt werden, dass sich wiederholende Stresserlebnisse, die gleichzeitig in der Zwischenzeit ausreichend Erholung ermöglichen, durchschnittlich ab der Jugendzeit mit einer verbesserten Lernleistung einhergehen, während im Kindesalter gleichermaßen stressinduzierte Lernstörungen bzw. psychische Auffälligkeiten denkbar sind. Demnach kann vermutet werden, dass das Kind unter letzteren Bedingungen mit der Belastung umzugehen lernt.

Insgesamt kann festgehalten werden, dass die Schnittstelle zu einer stressinduzierten Gesundheitsschädigung subtil und individuell ist. Dennoch bleibt insbesondere im Kindesalter ein erhöhtes Risiko für stressinduzierte Störungsbilder bestehen. Unabhängig von den unterschiedlichen Gegebenheiten weisen die Ergebnisse darauf hin, dass die Prävalenzrate von psychisch auffälligen Kindern im Alter zwischen drei und elf Jahren mit dem Prädiktor *Stress* in Verbindung gebracht werden könnte. Die Frage, welche Präventionsmaßnahmen am besten für die junge Zielgruppe geeignet sind, kann durch die Fähigkeit der Neuroplastizität selbst beantwortet werden. In Gegenüberstellung zu den genannten schädlichen ELS-Erfahrungen kann eine förderliche Umweltveränderung ebenso auf die komplexen Mechanismen einwirken. Hierbei gehen die Verläufe struktureller und funktioneller Neuroplastizität mit einer gesteigerten Lernleistung und einer entsprechend besseren Entwicklung bei Kleinkindern einher.

Ein mehrjähriges und einheitlich angebotenes Entwicklungsprogramm, welches konzeptuell auf diese Perspektive ausgerichtet ist, kann als Langzeitprävention eingesetzt werden und dem Aufkommen psychischer Auffälligkeiten entgegenwirken. Der Beginn dieser Maßnahme sollte bereits zum Schwangerschaftszeitpunkt angesetzt und in verschiedenen Intervallen mindestens bis zum Übergang in die Schule fortgesetzt werden. Insbesondere der frühzeitige Einsatz von Präventionsmaßnahmen ist anzuraten, da die Gehirnstrukturen in den ersten Lebensjahren besonders flexibel sind. Konkret geht es darum, Aufklärungsmaßnahmen für (werdende) Eltern zu realisieren und ihnen Handlungssicherheit im Umgang mit dem Kind zu vermitteln. Beides wird entsprechend dem Entwicklungsstadium des Kindes angepasst. Erfolgsversprechend wird dabei die Kopplung an (vor-)schulische Einrichtungen gesehen, was eine ganzheitliche Förderung abdecken würde. Durch die Sensibilisierung des elterlichen Bewusstseins für den Einfluss von Umwelterfahrungen auf die Gehirnentwicklung kann sich bei schädlichen Bedingungen eine Verhaltensänderung einstellen. Dadurch werden positive Lernerfahrungen ermöglicht, die gestörte neuroplastische Mechanismen bedingt wiederherstellen können sowie Entwicklungsverläufe im Allgemeinen fördern. Die Partizipation (vor-)schulischer Einrichtungen, welche nach demselben Konzept handeln, kann den Effekt zusätzlich verstärken.

Es soll nicht der Anschein entstehen, eine übermäßige Fürsorge für das Kind entwickeln zu müssen. Vielmehr soll ein Bewusstsein dafür geschaffen werden, welche Umweltreize für das Gleichgewicht einer gesunden Entwicklung nötig sind und dass die Verantwortung dafür zum Großteil bei den Eltern liegt. Vorteile eines am Lernmechanismus ausgerichteten Entwicklungsprogrammes sind, dass es sowohl bei Kindern angewendet werden kann, die einem hohen Risiko ausgesetzt sind, psychische Auffälligkeiten zu entwickeln, als auch bei Kindern mit geringer Risikobereitschaft. Es muss keine Trennung der Zielgruppen realisiert werden, da dieser Ansatzpunkt Raum für beide Kindergruppen und deren Individualität ermöglicht. Eine Änderung des bestehenden (Vor-)Schulsystems ist aus dieser Sicht nicht erforderlich. Zudem ist es denkbar, dass der Eingang mittels Lernmechanismus neben ELS an weiteren möglichen Prädiktoren ansetzt, die psychische Auffälligkeiten hervorrufen und gleichermaßen eine Senkung anders verursachter Verhaltensauffälligkeiten bewirkt.

Jedes Kind hat ein Recht auf eine gesunde Entwicklung und die damit in Verbindung stehende Lebensqualität. Die Ergebnisse aus den KiGGS-Studien des RKI weisen darauf hin, dass diese bei Kindern bereits frühzeitig durch psychische Auffälligkeiten eingeschränkt werden kann. Gerade deshalb ist es auf lange Sicht notwendig, durch geeignete Präventionsmaßnahmen eine verbesserte Lebensqualität zu erzielen. Durch die genannte Maßnahme entsteht nicht nur eine Win-win-Situation im Sinne einer Chancengleichheit für alle Kinder. Darüber hinaus kann der Übergang in klinische Störungsbilder im Erwachsenenalter unterbunden sowie die Kosten für das deutsche Gesundheitssystem präventiv gesenkt werden. Die Verantwortung für die Gesundheit dieser jungen Zielgruppe muss von der Gesellschaft und im Speziellen von den Eltern getragen werden. Dies erfordert u. a. familienfreundliche Bedingungen bei der Umsetzung des skizzierten Programmes, damit eine Teilnahme konsequent durchgeführt und der Erfolg sichergestellt werden kann. Empirische Erkenntnisse aus den Neurowissenschaften zeigen, wie flexibel Kinder in der Anpassung an ihr Lebensumfeld sind. Durch interdisziplinäre neuropsychologische Forschungsvorhaben sind zukünftig weitere wesentliche Kenntnisse zu erwarten. Das Wissen über die Neuroplastizität verspricht Gutes für erfolgreiche Präventionsmaßnahmen. So beeinflussbar der Mensch durch negative Reize ist, so beeinflussbar ist er ebenso durch positive. Das Sprichwort „*Nothing is written in stone!*" greift auf, dass jeder Umstand wandelbar ist und sollte die Gesellschaft zu einem veränderten Denken motivieren. Denn Kinder sind die Zukunft und diese Zukunft liegt in den Händen der Erwachsenen.

Anhang A

Abkürzungsverzeichnis

AM	Amygdala
BDNF	Brain derived neurotrophic factor
EEG	Elektroenzephalographie
ELS	Early Life Stress
HHNA	Hypothalamus-Hypophysen-Nebennierenrinden-Achse
HP	Hippocampus
KiGGS	Kinder- und Jugendgesundheitssurvey
LTD	Langzeitdepression
LTP	Langzeitpotenzierung
MRT	Magnetresonanztomographie
NP	Neuroplastizität
PFC	Präfrontaler Cortex
RKI	Robert Koch-Institut
VSBM	Vulnerabilitäts-Stress-Bewältigungsmodell

Literaturverzeichnis

Amunts, K.; Zilles, K. (2013). *Funktionelle Neuroanatomie.* In: Schneider, F.; Fink, G. R. (Hrsg.): Funktionelle MRT in Psychiatrie und Neurologie. 2. Auflage, Berlin; Heidelberg: Springer, S. 7–60.

Ayres, A. J. (2013). *Bausteine der kindlichen Entwicklung.* 5. Auflage, Berlin; Heidelberg: Springer.

Barkmann, C.; Schulte-Markwort, M. (2007). *Psychische Störungen im Kindes- und Jugendalter. Epidemiologie und Diagnostik.* Monatsschrift Kinderheilkunde, 155 (19), S. 906–914.

Baumgarten, F.; Klipker, K.; Göbel, K.; Janitza, S.; Hölling, H. (2018). *Der Verlauf psychischer Auffälligkeiten bei Kindern und Jugendlichen – Ergebnisse der KiGGS-Kohorte.* Journal of Health Monitoring, 3 (1). Berlin: Robert Koch-Institut, S. 60–64. https://www.rki.de/DE/Content/Gesundheitsmonitoring/Gesundheitsberichterstattung/GBEDownloadsJ/Abstracts/JoHM_01_2018_psychische_Auffaelligkeiten_KiGGS-Kohorte.pdf?__blob=publicationFile (13.10.2020).

Becker-Caraus, C.; Wendt, M. (2017). *Neurowissenschaft und Verhalten – biologisch-physiologische Grundlagen.* In: Becker-Caraus, C.; Wendt, M. (Hrsg.): Allgemeine Psychologie. Eine Einführung. 1. Auflage, Berlin: Springer, S. 31–71.

Becker, E. S. (2019). *Generalisierte Angststörung.* In: Margraf, J.; Schneider, S. (Hrsg.): Lehrbuch der Verhaltenstherapie. 4. Auflage, Berlin: Springer, S. 87–104.

Beyer, A.; Lohaus, A. (2007). *Konzepte zur Stressentstehung und Stressbewältigung im Kindes- und Jugendalter.* In: Seiffge-Krenke, I.; Lohaus, A. (Hrsg.): Stress und Stressbewältigung im Kindes- und Jugendalter. Göttingen: Hogrefe, S. 11–30.

Bock, J.; Braun, K. (2012). *Prä- und postnatale Stresserfahrungen und Gehirnentwicklung.* In: Böker, H.; Seifritz, E. (Hrsg.): Psychotherapie und Neurowissenschaften. Integration. Kritik. Zukunftsaussichten. 1. Auflage, Bern: Hogrefe, S. 150–164.

Bock, J.; Helmke, C.; Ovtscharoff, W.; Gruß, M.; Braun, K. (2003). *Frühkindliche emotionale Erfahrungen beeinflussen die funktionelle Entwicklung des Gehirns.* https://www.degruyter.com/downloadpdf/j/nf.2003.9.issue-2/nf-2003-0203/nf-2003-0203.pdf (13.10.2020).

Braun, K.; Bock, J. (2003). *Gehirnentwicklung. Die Narben der Kindheit.* http://www.ibio.ovgu.de/ibio_media/pdf/lehrstuehle/zoologie_entwickl/hirnforschung/ArtikelNarben.pdf (13.10.2020).

Braun, K.; Bogerts, B. (2001). *Erfahrungsgesteuerte neuronale Plastizität. Bedeutung für die Pathogenese und Therapie bei psychischen Erkrankungen.* Der Nervenarzt, 72 (1), S. 3–10.

Brigadaski, T.; Lessmann, V. (2014). *BDNF: Ein Regulator von Lern- und Gedächtnisprozessen mit klinischem Potenzial.* https://www.degruyter.com/view/journals/nf/20/1/article-p166.xml?language=de (13.10.2020).

Brink, A. (2013). *Anfertigung wissenschaftlicher Arbeiten. Ein prozessorientierter Leitfaden zur Erstellung von Bachelor-, Master- und Diplomarbeiten.* 4. Auflage, Wiesbaden: Springer Gabler.

Brunnauer, A.; Beblo, T. (2017). *Neuropsychologische Grundlagen.* In: Möller, H. J.; Kapfhammer, H. P. (Hrsg.): Psychiatrie, Psychosomatik, Psychotherapie. 5. Auflage, Berlin: Springer, S. 353–370.

Brunner, R.; Plener, P. L.; Resch, F. (2012). *Posttraumatische Belastungsstörung, Anpassungsstörung und Selbstbeschädigungserkrankungen.* In: Fegert, M.; Eggers, C.; Resch, F. (Hrsg.): Psychiatrie und Psychotherapie des Kindes- und Jugendalters. 2. Auflage, Berlin; Heidelberg: Springer, S. 597–620.

Chau, C. M. Y.; Ranger, M.; Bichin, M.; Park, M. T. M. et al. (2019). *Hippocampus, Amygdala, and Thalamus Volumes in Very Preterm Children at 8 Years: Neonatal Pain and Genetic Variation.* https://www.frontiersin.org/articles/10.3389/fnbeh.2019.00051/full (13.10.2020).

Dalle Molle, R.; Portella, A. K.; Goldani, M. Z.; Kapczinski, F. P. et al. (2012). *Associations between parenting behavior and anxiety in a rodent model and a clinical sample: relationship to peripheral BDNF levels.* https://www.ncbi.nlm.nih.gov/pmc/articles/PMC3565759/pdf/tp2012126a.pdf (13.10.2020).

Destatis – Statistisches Bundesamt (2018a). *Gesundheit.* https://www.destatis.de/DE/Publikationen/StatistischesJahrbuch/Gesundheit.pdf?__blob=publicationFile (11.02.2018).

Destatis – Statistisches Bundesamt (2018b). *Statistisches Jahrbuch 2018. Bevölkerung, Familien, Lebensformen.* https://www.destatis.de/DE/Publikationen/StatistischesJahrbuch/Bevoelkerung.pdf?__blob=publicationFile (13.10.2020).

Destatis – Statistisches Bundesamt (2016). *Kindertagesbetreuung regional 2016.* https://www.destatis.de/DE/Publikationen/Thematisch/Soziales/KinderJugendhilfe/KindertagesbetreuungRegional5225405167004.pdf?__blob=publicationFile (10.02.2018).

De Vries, U.; Lehmkuhl, G.; Petermann, F. (2017). *Prävention psychischer Störungen im Kindes-, Jugend- und jungen Erwachsenenalter (Adoleszenz).* In: Klosterkötter, J.; Maier, W. (Hrsg.): Handbuch Präventive Psychiatrie. Stuttgart: Schattauer, S. 105–130.

Dippelhofer, A.; Hölling, H.; Kurth, B. M.; Schlack, R. (2008). *Personale, familiäre und soziale Schutzfaktoren und gesundheitsbezogene Lebensqualität chronisch kranker Kinder und Jugendlicher.* Bundesgesundheitsblatt, 6 (51), S. 606–620.

Dlubis-Mertens, K. (2002). *In der Praxis zu wenig genutzt. Familienorientierte Interventionsformen sind besonders bei ausagierenden Syndromen geeignet. In der Effektivitäts-Forschung besteht Nachholbedarf.* Deutsches Ärzteblatt, PP (7), S. 314–315.

Eagleman, D.; Brandt, A. (2018). *Kreativität: Wie unser Denken die Welt immer wieder neu erschafft.* 2. Auflage, München: Siedler.

Eder, A. B.; Brosch, T. (2017). *Emotion.* In: Müsseler, J.; Rieger, M. (Hrsg.): Allgemeine Psychologie. 3. Auflage, Berlin; Heidelberg: Springer, S. 185–222.

Eder, M. (2012). *Grundlagen der Physiologie von Nervenzellen.* In: Gründer, G.; Benkert, O. (Hrsg.): Handbuch der psychiatrischen Pharmakotherapie. 2. Auflage, Berlin; Heidelberg: Springer, S. 52–60.

Ehlert, U. (2016). *Was ist Verhaltensmedizin?* In: Ehlert, U. (Hrsg.): Verhaltensmedizin. 2. Auflage, Berlin; Heidelberg: Springer, S. 3–12.

Entringer, S.; Heim, C. (2016). *Biologische Grundlagen.* In: Ehlert, U. (Hrsg.): Verhaltensmedizin. 2. Auflage, Berlin; Heidelberg: Springer, S. 14–42.

Ewest, F. (2013). *Durch Jugendliche mit Störung des Sozialverhaltens verursachte Kosten: Eine gesundheitsökonomische Analyse von Versichertendaten einer gesetzlichen Krankenversicherung.* Berlin: Klinik für Psychiatrie, Psychosomatik und Psychotherapie des Kindes- und Jugendalters der Medizinischen Fakultät Charité – Universitätsmedizin Berlin. Dissertation.

Filipp, S. H. (2007). *Kritische Lebensereignisse.* In: Brandstädter, J.; Lindenberger, U. (Hrsg.): Entwicklungspsychologie der Lebensspanne. Stuttgart: Kohlhammer, S. 337–366.

Flügge, G.; Fuchs, E. (2012). *Tiermodelle für affektive Störungen.* In: Gründer, G.; Benkert, O. (Hrsg.): Handbuch der psychiatrischen Pharmakotherapie. 2. Auflage, Berlin; Heidelberg: Springer, S. 245–252.

GBE – Gesundheitsberichtserstattung des Bundes (2019). *An der vertragsärztlichen Versorgung teilnehmende Ärztinnen und Ärzte sowie Psychotherapeutinnen und -therapeuten (Anzahl). Gliederungsmerkmale: Jahre, Region, Geschlecht, Teilnahmestatus, Arzt- und Psychotherapeutengruppe.* http://www.gbe-bund.de/oowa921-install/servlet/oowa/aw92/dboowasys921.xwdevkit/xwd_init?gbe.isgbetol/xs_start_neu/&p_aid=3&p_aid=71877815&nummer=305&p_sprache=D&p_indsp=-&p_aid=30762241 (10.02.2019).

Goshen, I.; Avital, A.; Kreisel, T.; Licht, T. et al. (2009). *Environmental Enrichment Restores Memory Functioning in Mice with Impaired IL-1 Signaling via Reinstatement of Long-Term Potentiation and Spine Size Enlargement.* The Journal of Neuroscience, 29 (11), S. 3395–3403.

Hahlweg, K. (2019). *Spezielle Indikationen.* In: Margraf, J.; Schneider, S. (Hrsg.): Lehrbuch der Verhaltenstherapie. Band 2. Psychologische Therapie bei Indikationen im Erwachsenenalter. 4. Auflage, Berlin; Heidelberg: Springer, S. 509–526.

Hammer, M.; Plößl, I. (2015). *Irre verständlich. Menschen mit psychischer Erkrankung wirksam unterstützen.* Köln: Psychiatrie-Verlag.

Heckmann, M.; Dudel, J. (2010). *Synaptische Übertragung.* In: Schmidt, R. F.; Lang, F.; Heckmann, M. (Hrsg.): Physiologie des Menschen. 31. Auflage, Heidelberg: Springer, S. 76–97

Heim, C.; Binder, B. B. (2012). *Current research trends in early life stress and depression: Review of human studies on sensitive periods, gene-environment interactions, and epigenetics.* Experimental Neurology, 233 (1), S. 102–111.

Heim, C.; Meinlschmidt, G.; Nemeroff, C. (2003). *Neurobiology of early-life stress.* Psychiatric Annals, 33 (1), S. 18–26.

Hodel, A. S.; Hunt, R. H.; Cowell, R. A.; Van den Deuvel, S. E. et al. (2015). *Duration of Early Adversity and Structural Brain Development in Post-Institutionalized Adolescents.* https://www.ncbi.nlm.nih.gov/pmc/articles/PMC4262668/pdf/nihms641173.pdf (13.10.2020).

Hofstra, M. B. (2000). *Psychopathology From Childhood Into Adulthood: Follow-Up of An Epidemiological Sample.* Erasmus Universität: Rotterdam. Dissertation.

Hönig, K. (2016). *Flow. Jenseits von Langeweile und Überforderung.* Zeitschrift für Herz-, Thorax- und Gefäßchirurgie, 31 (1), S. 65–71.

Ivy, A. S.; Rex, C. S.; Chen, Y.; Dubé, C. et al. (2010). *Hippocampal dysfunction and cognitive impairments provoked by chronic early-life stress involve excessive activation of CRH receptors.* https://www.ncbi.nlm.nih.gov/pmc/articles/PMC2991143/pdf/nihms-240873.pdf (13.10.2020).

Jäncke, L. (2014). *Das plastische Hirn.* Lernen und Lernstörungen, 3 (4), S. 227–235.

Jäncke, L. (2013). *Lehrbuch Kognitive Neurowissenschaften.* 1. Auflage, Bern: Huber.

Jung, H. W.; Kable, J. W.; Koellinger, P. D.; Linnér, R. K.; Nave, G. (2019). *Are Bigger Brains Smarter? Evidence From a Large-Scale Preregistered Study.* Psychological Science, 30 (1), S. 43–54.

Kaluza, G. (2018). *Stressbewältigung. Trainingsmanual zur psychologischen Gesundheitsförderung.* 4. Auflage, Berlin: Springer.

Katz, M.; Liu, C.; Schaer, M.; Parker, K. et al. (2009). *Prefrontal Plasticity and Stress Inoculation-Induced Resilience.* Developmental Neuroscience, 31 (4), S. 293–299.

Kessler, R. C.; Demler, O.; Frank, R. G.; Olfson, M. et al. (2005). *US prevalence and treatment of mental disorders: 1990–2003.* https://www.ncbi.nlm.nih.gov/pmc/articles/PMC2847367/pdf/nihms-176713.pdf (13.10.2020).

Kessler, R. C.; Mc Laughling, K. A.; Green, J. G.; Gruber, M. J. et al. (2010). *Childhood adversities and adult psychopathology in the WHO world mental health surveys.* The British Journal of Psychiatry, 197 (5), S. 378–385.

Kienast, T.; Heinz, A. (2012). *Abhängiges Verhalten bei Suchterkrankungen.* In: Gründer, G.; Benkert, O. (Hrsg.): Handbuch der psychiatrischen Pharmakotherapie. 2. Auflage, Berlin; Heidelberg: Springer, S. 281–296.

Klipker, K.; Baumgarten, F.; Göbel, K; Lampert, T.; Hölling H. (2018). *Psychische Auffälligkeiten bei Kindern und Jugendlichen in Deutschland – Querschnittergebnisse aus KiGGS Welle 2 und Trends.* Journal of Health Monitoring, 3 (3), S. 37–45.

Kolb, B.; Harker, A.; Gibb, R. (2017). *Principles of plasticity in the developing brain.* Developmental Medicine & Child Neurology, 59 (12), S. 1218–1223.

Krohne, H. W. (2017). *Stress und Stressbewältigung bei Operationen.* Berlin; Heidelberg: Springer.

Kukolja, J.; Fink, G. R. (2013). *Differenzialdiagnostische Probleme und Labordiagnostik.* In: Bartsch, T.; Falkai, P. (Hrsg.): Gedächtnisstörungen. Diagnostik und Rehabilitation. Berlin; Heidelberg: Springer, S. 75–91.

Lagercrantz, H. (2019). *Die Geburt des Bewusstseins. Über die Entwicklung des frühkindlichen Gehirns.* Berlin: Springer.

Lang, F. (2010). *Hormone.* In: Schmidt, R. F.; Lang, F.; Heckmann, M. (Hrsg.): Physiologie des Menschen. 31. Auflage, Heidelberg: Springer, S. 435–461.

Lauth, G. W.; Grünke, M.; Brunstein, J. C. (2004). *Lernstörungen im Überblick: Arten, Klassifikation, Verbreitung und Erklärungsperspektiven.* In: Lauth, G. W.; Grünke, M.; Brunstein, J. C. (Hrsg.): Interventionen bei Lernstörungen: Förderung, Training und Therapie in der Praxis. 2. Auflage, Göttingen: Hogrefe, S. 15–17.

Lepach, A. C.; Petermann, F. (2007). *Gedächtnisstörungen.* Monatsschrift Kinderheilkunde, 155 (8), S. 753–763.

Lohaus, A.; Vierhaus, M. (2015). *Entwicklungspsychologie des Kindes- und Jugendalters für Bachelor.* 3. Auflage, Berlin; Heidelberg: Springer.

Lumiar (o. J.). *Let's transform education. Lumiar is an initiative to change education worldwide.* https://lumiar.co/en/ (13.10.2020).

Lupien, S. J.; McEwen, B. S.; Gunnar, M. R.; Heim, C. (2009). *Effects of stress throughout the lifespan on the brain, behavior and cognition.* https://www.researchgate.net/publication/24376619_Lupien_SJ_McEwen_BS_Gunnar_MR_Heim_C_Effects_of_stress_throughout_the_lifespan_on_the_brain_behaviour_and_cognition_Nat_Rev_Neurosci_10_434-445/download (13.10.2020).

Lüdeke, S. (2018). *Verhaltensprobleme bei Jugendlichen. Zur Stressverarbeitung in freundschaftlichen und romantischen Peerbeziehungen.* Wiesbaden: Springer.

Martin, A.; Schieber, K. (2016). *Psychologische Grundkonzepte der Verhaltensmedizin.* In: Ehlert, U. (Hrsg.): Verhaltensmedizin. 2. Auflage, Berlin; Heidelberg: Springer, S. 43–64.

Mauz, E.; Gößwald, A.; Kamtsiuris, P. et al. (2017). *Neue Daten für Taten. Die Datenerhebung zur KiGGS Welle 2 ist beendet.* Journal of Health Monitoring, 2 (S3). Berlin: Robert Koch-Institut, S. 2–28. https://www.rki.de/DE/Content/Gesundheitsmonitoring/Gesundheitsberichterstattung/GBEDownloadsJ/ConceptsMethods/JoHM_02S3_2017_KiGGS-Welle2.pdf%3F__blob%3DpublicationFile (13.10.2020).

Mazurek, B.; Olze, H.; Haupt, H.; Klapp, B. F. et al. (2010). *Molekularbiologische Aspekte der Neuroplastizität. Ansatz für die Therapie bei Tinnitus und Hörstörungen.* HNO, 58 (10), S. 973–982.

McEwen, B. S. (2017). *Neurobiological and Systematic Effects of Chronic Stress.* https://www.ncbi.nlm.nih.gov/pmc/articles/PMC5573220/pdf/nihms867299.pdf (13.10.2020).

McEwen, B. S. (1998). *Protective and damaging effects of stress mediators.* The New England Journal of Medicine, (338), S. 171–179.

Metzig, W.; Schuster, M. (2020). *Lernen zu lernen. Lernstrategien wirkungsvoll einsetzen.* 10. Auflage, Berlin; Heidelberg: Springer.

Middlebrooks, J. S.; Audage, N. C. (2008). *The Effects of Childhood Stress on Health Across the Lifespan. Centers for Disease Control and Prevention, National Center of Injury Prevention and Control.* http://health-equity.lib.umd.edu/932/1/Childhood_Stress.pdf (21.02.2018).

Milek, A.; Bodenmann, G. (2019). *Stressbewältigung.* In: Margraf, J.; Schneider, S. (Hrsg.): Lehrbuch der Verhaltenstherapie. 4. Auflage, Berlin: Springer, S. 558–568.

MMW – Fortschritte der Medizin (2010). *Neue Kindervorsorgeuntersuchung.* MMW, 152 (34–35), S. 9.

Mychasiuk, R.; Gibb, R.; Kolb, B. (2012). *Prenatal Stress Alters Dendritic Morphology and Synaptic Connectivity in the Prefrontal Cortex and Hippocampus of Developing Offspring.* http://citeseerx.ist.psu.edu/viewdoc/download?doi=10.1.1.1020.9370&rep=rep1&type=pdf (15.10.2020).

Myers, D. (2014). *Psychologie.* 3. Auflage. Berlin; Heidelberg: Springer.

Neises, M. (2001). *Stress und psychosomatisches Krankheitsverständnis.* Der Gynäkologe, 34 (11), S. 1087–1096.

Neville, H. J.; Stevens, C.; Pakulak, E.; Bell, T. A. et al. (2013). *Family-based training program improves brain function, cognition, and behavior in lower socioeconomic status preschoolers.* https://www.ncbi.nlm.nih.gov/pmc/articles/PMC3718115/pdf/pnas.201304437.pdf (15.10.2020).

Overfeld, J.; Buss, C.; Heim, C. (2016). *Psychische und körperliche Krankheitserfahrungen. Die Bedeutung früher traumatischer Lebenserfahrungen.* CME, 18 (9), S. 30–38.

Pauen, S. (2004). *Zeitfenster der Gehirn- und Verhaltensentwicklung: Modethema oder Klassiker?* Zeitschrift für Pädagogik, 50 (4), S. 521–530.

Pauen, S.; Elsner, B. (2008). *Neurologische Grundlagen der Entwicklung.* In: Oerter, R.; Montada, L. (Hrsg.): Entwicklungspsychologie. 6. Auflage, Weinheim; Basel: Beltz, S. 67–71.

PEKIP – Prager Eltern Kind Programm (2019). *Zeit für mein Kind.* https://pekip.de/konzept.html (15.10.2020).

Piefke, M.; Fink, G. R. (2013). *Gedächtnis.* In: Schneider, F.; Fink, G. R. (Hrsg.): Funktionelle MRT in Psychiatrie und Neurologie. 2. Auflage, Berlin; Heidelberg: Springer, S. 393–408.

Plag, J.; Ströhle, A. (2012). *Angststörungen.* In: Gründer, G.; Benkert, O. (Hrsg.): Handbuch der psychiatrischen Pharmakotherapie. 2. Auflage, Berlin; Heidelberg: Springer, S. 325–336.

Quesada, A. A.; Tristão, R. M.; Pratesi, R.; Wolf, O. T. (2014). *Hyper-responsiveness to acute stress, emotional problems and poorer memory in former preterm children.* Stress, 17 (5), S. 389–399.

Ravens-Sieberer, U.; Wille, N.; Bettge, S.; Erhart, M. (2007). *Psychische Gesundheit von Kindern und Jugendlichen in Deutschland. Ergebnisse aus der BELLA-Studie im Kinder- und Jugendgesundheitssurvey (KiGGS).* Bundesgesundheitsblatt – Gesundheitsforschung – Gesundheitsschutz, 50 (5-6), S. 871–878.

Reser, J. E. (2016). *Chronic stress, cortical plasticity and neuroecology.* Behavioural Processes, 129, S. 105–115.

RKI – Robert Koch-Institut (2015). *Gesundheit in Deutschland.* Gesundheitsberichterstattung des Bundes. Gemeinsam getragen von RKI und DESTATIS. http://www.gbe-bund.de/pdf/GESBER2015.pdf (15.10.2020).

RKI - Robert Koch-Institut (2008). *Erkennen - Bewerten - Handeln: Zur Gesundheit von Kindern und Jugendlichen in Deutschland.* https://www.rki.de/DE/Content/Gesundheitsmonitoring/Studien/Kiggs/Basiserhebung/KiGGS_GPA.pdf?__blob=publicationFile (15.10.2020).

Roth, G. (2015). *Persönlichkeit, Entscheidung und Verhalten. Warum es so schwierig ist, sich und andere zu ändern.* 1. Auflage, Stuttgart: Klett-Cotta.

Rusoke-Dierich, O. (2017). *Tauchmedizin. Grundlagen, Sicherheit, Technik, Notfälle und Reisemedizin für Tauchmediziner, Berufstaucher und Tauchlehrer.* Berlin: Springer.

Sarabdjitsingh, R. A.; Loi, M.; Joëls, M.; Dijkhuizen, R. M.; Van der Toorn, A. (2017). *Early life stress-induced alterations in rat brain structures measured with high resolution MRI.* PLoS ONE, 12 (9). https://journals.plos.org/plosone/article/file?id=10.1371/journal.pone.0185061&type=printable (15.10.2020).

Schmidt, M. H. (2004). *Verlauf von psychischen Störungen bei Kindern und Jugendlichen.* Deutsches Ärzteblatt, 101 (38), S. 2536–2541.

Schmidt, M. V.; Abraham, W. C.; Maroun, M.; Stork, O.; Richter-Levin, G. (2013). *Stress-induced metaplasticity: from synapses to behavior.* Neuroscience, 250, S. 112–120.

Schneider, S.; Wien, S; Weber-Papen, S. (2012). *Epidemiologie und Ätiologie psychischer Erkrankungen.* In: Schneider, F. (Hrsg.): Facharztwissen Psychiatrie und Psychotherapie, Berlin; Heidelberg; New York: Springer, S. 3–10.

Schwabe, L.; Bohbot, V. D.; Wolf, O. T. (2012). *Prenatal Stress Changes Learning Strategies in Adulthood.* Hippocampus, 22 (11), S. 2136–2143.

Siegler, R.; Eisenberg, N.; De Loache, J.; Saffran, J. (2016). *Beziehungen zu Gleichaltrigen.* In: Siegler, R.; Eisenberg, N.; De Loache, J.; Saffran, J. (Hrsg.): Entwicklungspsychologie im Kindes- und Jugendalter. 4. Auflage, Berlin; Heidelberg: Springer, S. 483–572.

Sowa, J.; Bobula, B.; Glombik, K.; Slusarczyk, J. et al. (2015). *Prenatal Stress Enhances Excitatory Synaptic Transmission and Impairs Long-Term Potentiation in the Frontal Cortex of Adult Offspring Rats.* PLoS ONE, 10 (3). https://www.ncbi.nlm.nih.gov/pmc/articles/PMC4352064/pdf/pone.0119407.pdf (15.10.2020).

Steiner, J.; Bogerts, B. (2012). *Schizophrene Störungen.* In: Gründer, G.; Benkert, O. (Hrsg.): Handbuch der psychiatrischen Pharmakotherapie. 2. Auflage, Berlin; Heidelberg: Springer, S. 297–313.

Struhs-Wehr, K. (2017). *Betriebliches Gesundheitsmanagement und Führung.* Wiesbaden: Springer.

Teuchert-Noodt, R. (2016). *Die Entwicklung des kindlichen Gehirns untersteht dem Dreiklang aus Aktivität, Dynamik und Kompensation.* Trauma - Zeitschrift für Psychotraumatologie und ihre Anwendungen, 14 (2), S. 48–57.

Teunißen, S.; Voigt, W. (2016). *Sucht und Traumafolgestörungen bei Frauen.* In: Tödte, M.; Bernard, C. (Hrsg.): Frauensuchtarbeit in Deutschland. Eine Bestandsaufnahme. Bielefeld: Transcript Verlag, S. 125–140.

Van Derks, N. A.; Krugers, H. J.; Hoogenraad, C. C.; Joëls, M.; Sarabdjitsingh, R. A. (2016). *Effects of Early Life Stress on Synaptic Plasticity in the Developing Hippocampus of Male and Female Rats.* PLoS ONE, 11 (10). https://pure.uva.nl/ws/files/2807183/179091_Effects_of_Early_Life_Stress_on_Synaptic_Plasticity.pdf (15.10.2020).

Visser, L.; Büttner, G.; Hasselhorn, M. (2019). *Komorbidität spezifischer Lernstörungen und psychischer Auffälligkeiten: ein Literaturüberblick.* Lernen und Lernstörungen, 8 (1), S. 7–20.

Vöhringer, L. (2013). *Umwelt versus Gene. Frühe negative Erfahrungen beeinflussen das Gehirn.* DNP - Der Neurologe und Psychiater, 14 (5), S. 18.

Wenger, E.; Lövdén, M. (2016). *The Learning Hippocampus: Education and Experience-Dependent Plasticity.* Mind, Brain and Education, 10 (3), S. 171–183.

Wettig, J. (2006). *Eltern-Kind-Bindung: Kindheit bestimmt das Leben.* Deutsches Ärzteblatt, 103 (36), A 2298.

Yeh, C. M.; Huang, C. C.; Hsu, K. S. (2012). *Prenatal stress alters hippocampal synaptic plasticity in young rat offspring through preventing the proteolytic conversation of pro-brain-derived neurotrophic factor (BDNF) to mature BDNF.* The Journal of Physiology, 590 (4), S. 991–1010. https://www.ncbi.nlm.nih.gov/pmc/articles/PMC3381323/pdf/tjp0590-0991.pdf (15.10.2020).

Zapf, D.; Semmer, N. K. (2004). *Stress und Gesundheit in Organisationen.* In: Schuler, H. (Hrsg.): Organisationspsychologie. Enzyklopädie der Psychologie, Themenbereich D, Serie III, Bd. 3. Göttingen: Hogrefe, S. 1007–1112.

Zimbardo, G.; Gerrig, J. (2007). *Psychologie.* 18. Auflage, München: Pearson.

Abbildungsverzeichnis

Glossar

Aktionspotenzial	Nervensignal, das Informationen zwischen Neuronen weiterleitet
Allostase	Anpassungsmechanismus des Körpers an chronische Belastungen
Amygdala (AM)	Bereich im Gehirn, der für Emotionen und Gefühle zuständig ist
Axon	schlauchartiger Fortsatz einer Nervenzelle, der einen Nervenimpuls weiterleitet
Brain derived neurotrophic factor (BDNF)	Wachstumsfaktor, der die Entwicklung von Nervenzellen und Synapsen unterstützt
Dendriten	Nervenzellfortsätze, die überwiegend der Reizaufnahme dienen
Deprivation	fehlende emotionale Bindung zur Mutter
Disstress	anhaltend negative Belastung, die der Gesundheit schaden kann
Elektroenzephalographie (EEG)	Messung der elektrischen Aktivität des Gehirns
Elevated Plus Maze Test	Test zur Messung der Angst bei Labortieren
endokrines System	Hormonsystem
Engramme	Nervenbahnen
erfahrungsabhängige Plastizität	Umweltreize, durch welche die Gehirnentwicklung beeinflusst werden
erfahrungserwartende Plastizität	bestimmte Umweltreize, die für eine gesunde Gehirnentwicklung des Kindes notwendig sind
Eustress	positiv wahrgenommene Stresserfahrungen, die vorliegen, wenn Situationen nicht als Anforderung, sondern als Herausforderung wahrgenommen werden
Flow-Erlebnis	eine Herausforderung widerstandslos und mit hoher Aufmerksamkeit meistern
funktionelle Plastizität	Fähigkeit des Gehirns, sich funktionell selbst zu verändern
Hippocampus (HP)	Bereich im Gehirn, der für das Lernen und die Gedächtnisbildung zuständig ist
Homöostase	Gleichgewicht physiologischer Körperfunktionen

Hypophyse	Hormondrüse
Hypothalamus	Teil des Gehirns, der die Hypophyse zur Hormonausschüttung veranlasst
Hypothalamus-Hypophysen-Nebennierenrinden-Achse	Schnittstelle, die zwischen dem zentralen Nervensystem und dem Hormonsystem agiert
Langzeitdepression (LTD)	gehemmte Übertragungsstärke bei der Informationsübertragung zwischen Neuronen
Langzeitpotenzierung (LTP)	hohe Übertragungsstärke bei der Informationsübertragung zwischen Neuronen
limbisches System	Gehirnareal, das sich u. a. aus Hypothalamus, Amygdala und Hippocampus zusammensetzt. Es agiert in Verbindung mit emotionalen Situationen, Gedächtnisprozessen, motivationalen Umständen und trägt zur Regulation von bestimmten Körperfunktionen, wie den Vitalwerten, bei.
Lumiar-Konzept	projektbasierte Lernform, die sich u. a. an den Interessen der Schüler ausrichtet
Magnetresonanztomographie (MRT)	bildgebendes Verfahren zur Darstellung von Strukturen und Funktionen der Gewebe und Organe im Körper
Myenlinisierung	Umhüllung der Axone mit einer Schutzmembran
Neonatologie	Lehre der Physiologie und Pathologie Neugeborener
Neuron	Nervenzelle
Neuroplastizität (neuronale Plastizität) (NP)	Fähigkeit des Gehirns, sich selbst zu verändern bzw. sich den Umweltbedingungen anzupassen
Präfrontaler Cortex (PFC)	Teil des Gehirns, der u. a. für die Steuerung und Kontrolle von Gedächtnisprozessen zuständig ist
psychische Auffälligkeiten	Verhaltens- und Erlebensweisen von Kindern, die weder den Normwerten von Gleichaltrigen noch den gesellschaftlichen Erwartungen entsprechen
psychische Störung	krankheitswertige Veränderung des Erlebens und Verhaltens einer Person
Ruhepotenzial	Ruhephase, die das Senderneuron benötigt, um erneut Informationen aufzunehmen und transportieren zu können.
Soma	Zellkörper
Stress	eine von umweltinduzierten Reizen bedingte Anforderung an eine Person

Stressoren	Umweltreize, die das psychische und physische Gleichgewicht des Organismus stören
strukturelle Plastizität	Fähigkeit des Gehirns, sich strukturell selbst zu verändern
Synapsen	Kontaktstellen zwischen den Neuronen
Vulnerabilität/Diathese	bestehende Verletzlichkeit bzw. Anfälligkeit für die Entwicklung einer bestimmten Krankheit
Vulnerabilitäts-Stress-Bewältigungsmodell (VSBM)	Modell zur Beschreibung der Verletzlichkeit einer Person, das häufig zur Erklärung der Entstehung einer psychischen Krankheit herangezogen wird

Sachwortverzeichnis

Anhang B

I. Detaillierte Ansicht der Studienergebnisse zu pränatalem ELS

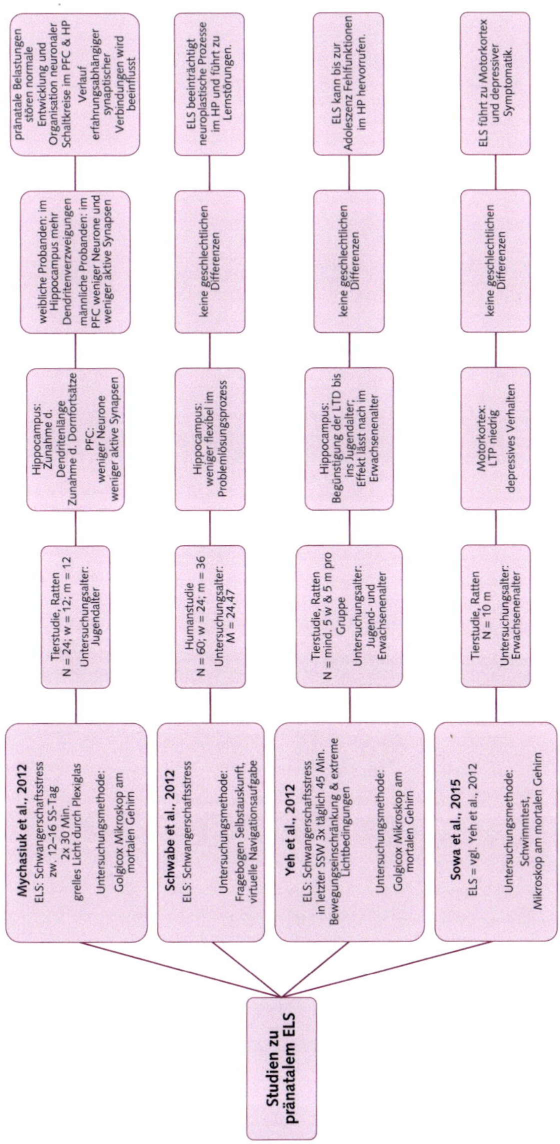

II. Detaillierte Ansicht der Studienergebnisse zu perinatalem ELS

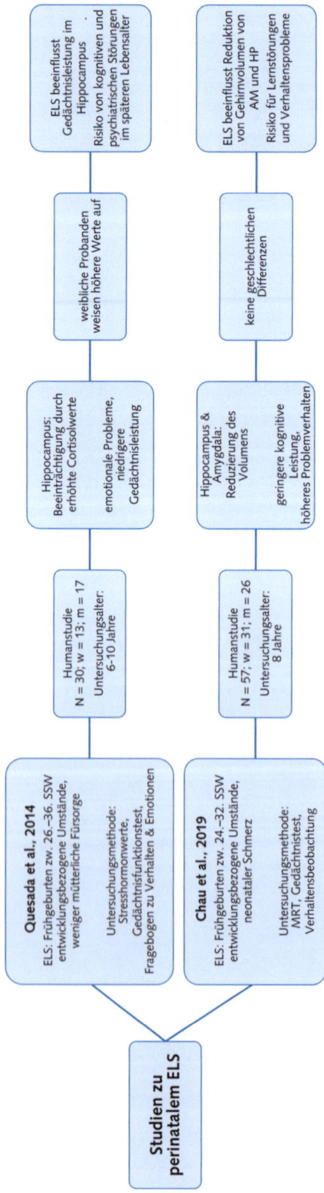

III. Detaillierte Ansicht der Studienergebnisse zu postnatalem ELS

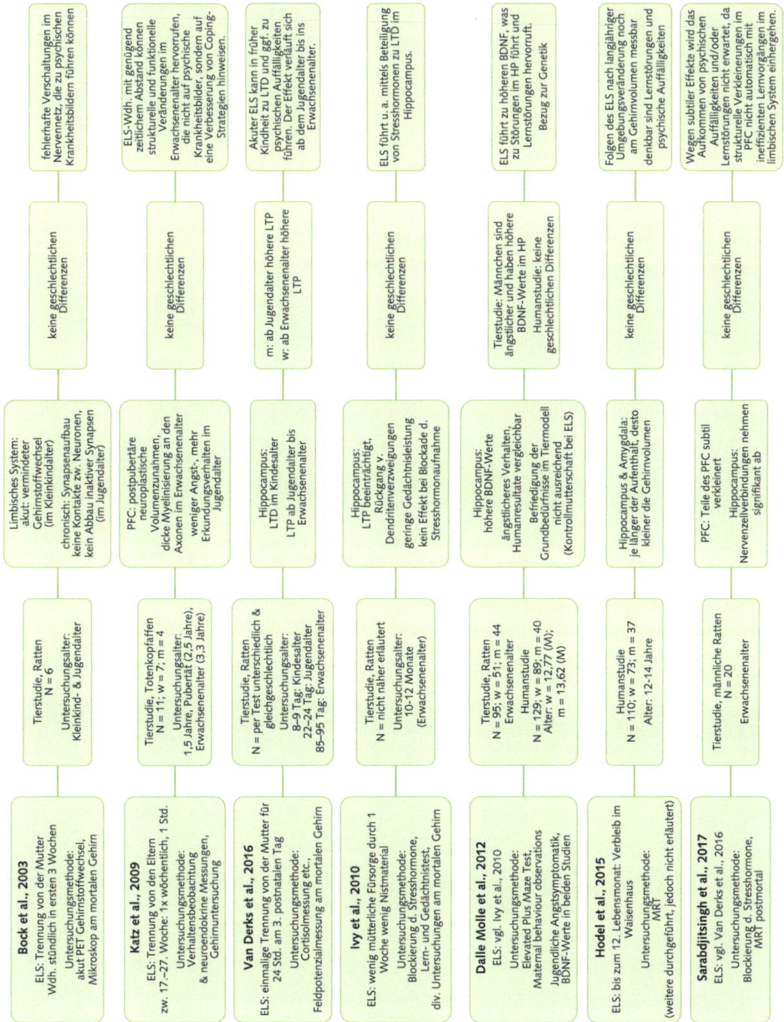

IV. Detaillierte Ansicht der Studienergebnisse gegensätzlicher Wirkungsrichtung

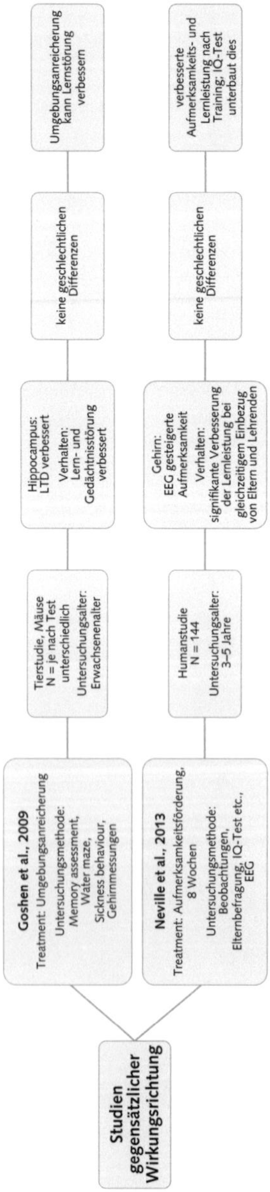

Über die Autorin

Isabell Weiß (geb. 1985) studierte Angewandte Psychologie (B. Sc.) an der APOLLON Hochschule der Gesundheitswirtschaft in Bremen und ist seit ihrem Abschluss als Implementierungscoach für wissenschaftliche Forschung in Rotterdam (NL) tätig. Sie arbeitet nebenberuflich als Dozentin bei der Stiftung Ipse de Bruggen und gibt Schulungen zum Thema freiheitsentziehende Maßnahmen.

Vor ihrem Studium absolvierte sie eine Ausbildung zur Heilerziehungspflegerin. Ihre langjährige Berufserfahrung im therapeutischen Setting und die Suche nach Antworten hinsichtlich komplexer Verhaltensproblematiken motivierten sie, sich in diesem Themenbereich weiterzubilden. Hier entstand auch ihre Begeisterung für Statistik und Methodenlehre. In ihrer Bachelorthesis setzte sie sich daher mit der Frage nach dem Ursprung von psychischen Auffälligkeiten in Verbindung zur Neurowissenschaft auseinander. Derzeit studiert Isabell Weiß Psychologie (M. Sc.) an der SRH Fernhochschule in Riedlingen und beabsichtigt nach ihrem Masterabschluss, in der Lehre und Forschung tätig zu werden.